Wie sage ich meinem Kind, dass ich Krebs habe?

Bianca Senf

Wie sage ich meinem Kind, dass ich Krebs habe?

Ratgeber für Eltern

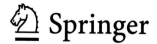 Springer

Bianca Senf
Frankfurt am Main, Deutschland

ISBN 978-3-662-64606-9   ISBN 978-3-662-64607-6   (eBook)
https://doi.org/10.1007/978-3-662-64607-6

Die Deutsche Nationalbibliothek verzeichnet diese Publikation in der Deutschen Nationalbibliografie; detaillierte bibliografische Daten sind im Internet über http:// dnb.d-nb.de abrufbar.

Covermotiv: © Angela Horwitz
Covergestaltung: deblik, Berlin
Fotos: © Angela Horwitz
Zeichnungen: © Kirsten Grabowski

Planung/Lektorat: Sabine Gehrig
Springer ist ein Imprint der eingetragenen Gesellschaft Springer-Verlag GmbH, DE und ist ein Teil von Springer Nature.
Die Anschrift der Gesellschaft ist: Heidelberger Platz 3, 14197 Berlin, Germany

„Es hilft zu sagen, wie es ist, um es zu verstehen und daraus Nutzen zu ziehen."

Irvin D. Yalom

„In Gedenken an meine Eltern."

Vorwort

Liebe Leserin, lieber Leser,

dieses Buch zu schreiben, ist mir eine Herzensangelegenheit, die schon seit vielen Jahren auf meiner Agenda steht. Wie schön, dass ich mit dem Springer-Verlag interessierte Partner für dieses wichtige Thema gefunden habe.

Die Umsetzung des Projekts verdanke ich den vielen, mutigen Patientinnen und Patienten sowie ihren Familien, die damit einverstanden waren, anonymisiert in diesem Buch zu erscheinen. Sie schenkten und schenken mir ihr Vertrauen und erlaubten und erlauben mir tiefe und wertvolle Einblicke in ihre Gedankenwelt, ihr Gefühls- und Familienleben.

Seit über dreißig Jahren bin ich als Psychoonkologin tätig und habe dabei hunderte von Familien begleitet, in denen ein Elternteil – manchmal auch beide – eine Krebserkrankung selber erlebt und durchlebt haben. Viele dieser Patienten sind heute gesund und leben ein mehr oder weniger normales Leben. Leider sind manche

Mütter und Väter auch verstorben. In aller Regel lag bei dieser Patientengruppe entweder von Beginn an eine fortgeschrittene Krankheitssituation vor oder die Krebsart (Krebsentität) hatte prinzipiell keine gute Aussicht (Prognose) auf Heilung. Darüber hinaus habe ich mein Psychoonkologen-Team in vielen Situationen begleitet, in denen es darum ging, sich mutig schwierigen Familiensituationen und Konstellationen zu stellen.

Immer wieder erlebe ich, wie erschüttert Menschen sind, die eine Krebsdiagnose erhalten, wenn die Patientenrolle mit der Elternrolle zusammenfällt. Das Thema „Krebs" lässt die meisten Betroffenen zuerst und reflexartig an ihre Kinder denken und daran, an der Erkrankung zu sterben und das Kind oder die Kinder alleine zurücklassen zu müssen. Ist diese Angst fürs Erste gebannt, stellen sich im weiteren Verlauf der Erkrankung und ihrer Behandlung weitere, oft belastende Themen und Fragen. Gesellschaftliche Veränderungen wie im Jahr 2020 die Corona Pandemie und nun, im Jahr 2022 der Krieg in der Ukrainie verschärfen die Situation zusätzlich immens.

Das vorliegende Buch ist aus 30 Jahren Beratungs-Therapie- und Fortbildungspraxis entstanden. Es ist das Ergebnis all dieser Erfahrungen, die sich aus Gesprächen und längerfristigen Begleitungen ergeben haben, vor allem aber aus Gesprächen und längerfristigen Begleitungen mit

- Eltern, die gerade eine Krebsdiagnose oder die Diagnose einer anderen, schwerwiegenden Erkrankung erhalten haben und sich einfach unverbindlich informieren wollen, auf was sie achten sollten im Hinblick auf ihre Kinder,
- Menschen, deren Erkrankung aller Wahrscheinlichkeit nach heilbar ist,

- Betroffenen, die vor einer strapaziösen und lang-wierigen Therapie stehen,
- Patienten, die durch die Erkrankung ein Körperteil ver-lieren werden oder schon verloren haben,
- Ein-Elternfamilien, in denen sich die Frage stellt: Wer versorgt mein Kind, wenn ich in Behandlung bin, länger ausfalle oder vielleicht sogar sterben muss,
- für das Familiensystem bedeutsamen anderen Personen, die einen völlig anderen Umgang mit der Situation pflegen, als die Betroffenen selbst,
- Kindern und Jugendlichen aller Altersstufen, die zur Beratung oder in die Therapie kommen,
- Erwachsenen, deren Mutter oder Vater an Krebs erkrankt waren, als sie selbst noch ein Kind waren,
- Erwachsenen, deren Mutter oder Vater an Krebs ver-storben sind, als sie selbst noch schulpflichtig waren,
- Menschen aus anderen Kulturkreisen, die sich ohne deutsche Sprachkenntnisse in unserem System zurecht-finden müssen und eine völlig andere Sicht auf Krank-heiten erlernt haben, als wir,
- Familiengespräche mit Patchwork-Familien und deren ganz eigener Dynamik,
- verschiedensten Berufsgruppen, die im Umgang mit der Thematik unsicher sind.

Bei aller Praxiserfahrung war mir jedoch auch wichtig, aktuelle Forschungsergebnisse und den ein oder anderen psychologischen Hintergrund mit einzubeziehen.

Ich möchte in diesem Ratgeber die häufigsten Fragen, die Eltern oder andere für das Kind „wichtige Personen" in dieser Situation beschäftigen, beantworten.

Das Buch ist dabei so aufgebaut, dass Sie in einzelne Kapitel, die Sie interessieren, direkt einsteigen können. Dies bedeutet jedoch gleichzeitig, dass Sie auf einige

Wiederholungen stoßen werden und ich hoffe, Sie sehen es mir nach. Zu dieser Vorgehensweise habe ich mich entschieden, da sie die klinische Realität widerspiegelt. Sie sollen die Möglichkeit haben, Antworten auf genau die Fragen zu erhalten, die Sie gerade am meisten beschäftigen und sich nicht erst durch andere Themen „durcharbeiten" müssen.

Viele Fragen werden in diesem Buch aufgegriffen und Sie werden viele Antworten erhalten. Dennoch kann ich im Rahmen dieses Ratgebers naturgemäß nicht für alle auftretenden Probleme eine Lösung bieten. Jede Familie, die betroffen ist, ist einzigartig, ist individuell. Sie hat ihre eigenen Themen und Regeln, mit denen sie mehr oder weniger gut zurechtkam, bis die Diagnose ihr Leben möglicherweise radikal verändert hat. Es gibt auch eine Reihe von Fragen, die stark von der Erkrankung und der aktuellen Familiensituation abhängig sind.

Die Fallgeschichten stammen ausnahmslos aus meiner Beratungs- und Therapiepraxis, sowie der Supervision von Kolleginnen und Kollegen. Die Namen der Betroffenen, sowie manche, für die Fallgeschichte unerhebliche Details, die eine Identifizierung der betroffenen Personen evtl. ermöglichen könnten, wurden mit zwei Ausnahmen geändert.

Ich freue mich, wenn es gelingt, die essentielle Botschaft zu vermitteln, dass Krebs die gesamte Familie betrifft und nur gemeinsam als Familiensystem gut verarbeitet werden kann.

In diesem Sinne wünsche ich Alles Gute!

Frankfurt am Main,   Prof. Dr. Bianca Senf
Deutschland

Danksagung

Ein Buchprojekt ist, wie Eingangs schon beschrieben, kein geringes Unterfangen und man hält die Idee solch eines Projektes in der Regel auch nicht hinter verschlossener Tür. Zumindest habe ich das nicht getan. Viele Freunde fanden die Idee und das Thema spannend und wichtig. Manche Freunde und Kollegen, aber auch Patientinnen und Patienten meinten, es sei überfällig, mein Herzensthema in Form eines Buches einer breiteren Leserschaft zugänglich zu machen.

Die Umsetzung des Projektes verdanke ich, wie schon im Vorwort beschrieben, vielen, mutigen Patientinnen und Patienten sowie deren Familien, die damit einverstanden waren, anonymisiert in diesem Buch zu erscheinen.

Besonders bedanken möchte ich mich- und dies nach Rücksprache nicht anonym- bei Saskia Kreis, Mutter von Jonathan und Michel. Die Einblicke, die sie uns in das Erleben ihrer Diagnose und Behandlung in

Kapitel 12.2 gewährt, empfinde ich als eine sehr wertvolle Bereicherung dieses Buches. Ein herzlicher Dank geht an dieser Stelle auch an Dr. Beatrix Barth. Sie ist ebenfalls Mutter von zwei fabelhaften Kindern und stellte sich immer wieder der Herausforderung, auch öffentlich über ihre Diagnose und ihren Weg mit der Diagnose Brustkrebs zu sprechen. Sie stellte immer auch die Bedeutung der Kommunikation mit ihrem Ehemann und ihren Kindern über die Erkrankung und Behandlung heraus und ihre guten Erfahrungen, die sie mit dieser Art des Umgangs mit der Erkrankung gemacht hat.

Meine Freundin Angela Horwitz hat sich mit großem Engagement diesem Projekt gewidmet, indem sie die Ideen für die Bebilderung entwickelte und mit Hingabe verschiedenste Motivemit ihrer Kamera festhielt. Alle Fotos einschließlich das Foto für das Cover sind von ihr zum Teil eigens erstellt. Herzlichen Dank dafür!

Auch meinem Neffen Nils danke ich, dass er sich die Zeit nahm, als Fotomodell zu fungieren.

Zwei Fotos verdanke ich meiner Kollegin Kirsten Grabowski. Auch ihr ein herzliches Danke schön.

Geduldig zugehört und mit mir über die Struktur des Buches diskutiert haben meine Freunde Matthias Horwitz und Monika Rak. Wertvolle Ideen bekam ich aus pädagogischer Perspektive von meiner Schwester Claudia.

Wiebke Sponagel, selbst Krimiautorin, hat mit scharfem Blick ein Auge auf sprachliche Unklarheiten geworfen. Vielen Dank dafür!

Ein großer Dank gilt meinem Freund Willi Herrmann, der das Buch als Arzt und langjähriger Leiter eines Brustzentrums kritisch unter die Lupe nahm, und kluge Fragen stellte, deren Antworten dem Buch zugute kamen.

Mit dem ebenfalls erfahrenem Auge eines Deutschlehrers investierte mein Freund Wolfgang Grünleitner viel

Korrekturzeit und trug so maßgeblich dazu bei, dass auch der hoffentlich letzte orthografische Fehler keine Chance zum Verbleib hatte. Mein großer Dank an dieser Stelle.

Inhaltsverzeichnis

1

Einleitung

„Offen gestanden – und es ist mir doch sehr peinlich – habe ich in den zwei Jahren, in denen ich meinen schwer kranken Freund begleite, kein einziges Mal an seinen 10-jährigen Sohn gedacht. Den hatte ich überhaupt nicht im Blick" Was denken Sie, was man da tun sollte?*"(Erfahrener Mediziner)*

Wer in einem jüngeren Alter als Mutter oder Vater an Krebs erkrankt, hat oft das Gefühl, mit dieser Situation ziemlich auf sich gestellt und alleine zu sein. Auch die betroffenen Kinder denken dies. In Seminaren und Events (Trommelworkshops, Koch- und Eismachworkshops), die wir unter dem Begriff „Spiel und Spaß für Kinder krebskranker Eltern" durchgeführt haben, waren die Kinder immer wieder überrascht, dass es noch andere Kinder gibt, die ebenfalls einen erkrankten Elternteil haben und sich in einer ähnlichen Situation befinden, wie sie selbst. Meine Frage an die Kinder, wie dies denn für sie sei, wie sie es finden, so vielen anderen Kindern zu begegnen, die sich in einer ähnlichen Situation befinden wie sie selbst, wurde

© Der/die Autor(en), exklusiv lizenziert durch Springer-Verlag GmbH, DE, ein Teil von Springer Nature 2022
B. Senf, *Wie sage ich meinem Kind, dass ich Krebs habe?*
https://doi.org/10.1007/978-3-662-64607-6_1

immer wieder ungefähr so beantwortet: „Finde ich gut, da fühlt man sich nicht so alleine" oder „Cool finde ich das, hätte ich nicht gedacht. Jetzt habe ich eine Freundin gefunden, die weiß dann genau, wie es mir geht".

Ermutigen Sie Ihre Kinder, an solchen Gruppen teilzunehmen. Die Events haben ein wenig den Charakter einer Selbsthilfegruppe. Alle wissen, worum es geht, fühlen sich weniger alleine mit dem Thema, ohne dass darüber zwangsweise gesprochen werden muss. Auch eine Therapiegruppe für Kinder kann äußerst wertvoll sein. Kinder können hier in einer sicheren Umgebung ihre Sorgen und Ängste ausdrücken. Auch lernen die Kinder untereinander, welche „Strategien" helfen können und welche Verhaltensweisen nicht so günstig sind.

In Deutschland leben zurzeit ca. 600.000 Familien mit einer Krebserkrankung eines Elternteils, wenn man die Spanne der Behandlungen mitberücksichtigt. Laut dem Robert Koch-Institut sind jedes Jahr ungefähr 50.000 Kinder neu von der Diagnose Krebs, die einem Elternteil gestellt wird, betroffen. Genaueres lässt sich zurzeit noch nicht sagen. Viele Eltern sind von der Zahl der Betroffenen überrascht. Eine Vernetzung untereinander findet kaum statt.

Dass die Kinder von an Krebs erkrankten Eltern in den Blick genommen werden, ist eine jüngere Entwicklung innerhalb der Psychoonkologie. Die erste Beratungsstelle in Deutschland, die sich explizit an Kinder krebskranker Eltern richtet, wurde erst 1998 in Frankfurt gegründet. Wir waren gewissermaßen drei Pioniere: Ein Arzt, der aufgrund einer privaten Situation auf die Problematik aufmerksam wurde, eine Ärztin, die immer mal wieder in ihren Aufklärungsgesprächen auf die Frage „Was sag ich denn meinem Kind?" stieß und ich selber, die aus der Kinderonkologie kommend immer auch nach den mitbetroffenen Kindern fragte. Zusammen stellten wir fest, dass die Kinder unserer Patienten in den ärztlichen und psychoonkologischen Gesprächen selten bis gar nicht vorkamen. Ich war damals sehr über die geringe Bereitschaft von Eltern verwundert, darüber zu sprechen, wie es ihren Kindern mit der Diagnose ging: *„Nein, nein, alles gut, die Kinder merken das gar nicht richtig, dass ich krank bin"* *äußerte eine junge Mutter, die zu Hause, am Bügelbrett stehend eine Panikattacke erlitt und mich aus diesem Grund kontaktierte.*

Unsere damalige Recherche ergab, dass sich für diese Thematik im medizinischen Alltag niemand so recht zuständig fühlte. Es gab zu diesem Zeitpunkt praktisch kein Wissen darüber, wie man mit Kindern unterstützend sprechen konnte und wie man Eltern so berät, dass sie sich nicht zusätzlich belastet fühlten, sondern wirklich unterstützt.

Heute gibt es erfreulicherweise eine ganze Reihe unterschiedlicher Angebote von engagierten Kollegen, die sich dieses Themas angenommen haben. Allerdings sind die Angebote noch sehr überschaubar. Schon die psychoonkologische Begleitung von erwachsenen Patienten ist noch sehr ausbaufähig und längst nicht so verfügbar, wie es Leitlinien und Zertifizierungskriterien fordern.

Am Ende dieses Buches finden Sie die Anlaufstellen aufgelistet, welche es zurzeit gibt. Sie finden auch hilfreiche Internetadressen und Literaturhinweise mit sehr unterschiedlichen Informationen für Erwachsene und Kinder.

Wie schon im Vorwort erwähnt orientiert sich der Aufbau des Buches an der konkreten Beratungspraxis, bzw. an den konkreten Fragen mit denen Eltern an mich herangetreten sind oder herantreten. Dennoch schien es mir wichtig, einen allgemeinen Teil, in dem es um wissenschaftliche Erkenntnisse zum Thema Kinder krebskranker

Eltern geht, sowie Reaktionen und Bedürfnisse von Kindern in den verschiedenen Altersstufen voran zu stellen (Kap. 1 bis 3.5).

Der erste Teil des Buches geht also darauf ein, warum Kinder in einer Situation, in der ein Elternteil eine Krebsdiagnose gestellt bekommt, besonderer Aufmerksamkeit bedürfen und warum es wichtig ist, Krebs (oder eine andere, schwere Erkrankung) als etwas zu begreifen und zu handhaben, was die ganze Familie betrifft. Auch auf den Stand der wissenschaftlichen Forschung gehe ich zu Beginn ein. Hier werden beispielsweise förderliche und weniger förderliche Verhaltensweisen in Bezug auf Kinder und Jugendliche erklärt: Auf was gilt es beispielsweise zu achten, damit ein Kind gute Verarbeitungs- und Stressbewältigungskompetenzen entwickelt, um späteren psychischen Störungen vorzubeugen?

Was können Kinder allgemein über Gesundheit und Krankheit wissen, sofern sie nicht selbst schon elementare Erfahrungen mit Krankheit gemacht haben? Um diese Frage geht es im nächsten Abschnitt. Ich betrachte, wie Kinder erfahrungsgemäß auf die Krebsdiagnose eines Elternteils reagieren können und welche Besonderheiten es bei den verschiedenen Altersstufen zu berücksichtigen gilt. In diesem Zusammenhang wird auch deutlich gemacht, welche Informationen Kinder brauchen, um sich sicherer zu fühlen und möglichst wenig negativen Stress zu erfahren. Die Situation ist schließlich oft schwierig genug und manche Botschaften sind für Kinder eher belastend als hilfreich.

Nachdem das Kind von der Krebsdiagnose erfahren hat, geht es darum, mit seinen Reaktionen umzugehen. Wie kann man mit den eigenen oder den Kindern von Freunden über die Krankheit und die Therapie sprechen? Auch dafür, wie die schwierigen Themen „Sterben", „Tod" und Trauer " begreifbar gemacht werden können, finden Sie in diesem Buch Beispiele.

Im letzten Teil greife ich Ausschnitte aus verschiedenen Beratungssituationen auf, wie beispielsweise: „Was tue ich, wenn ich Alleinerziehend bin und ein weiterer Elternteil fehlt?", „Wie kann ich mich in einer Patchwork-Familiensituation verhalten?", „Was kann man tun, wenn der nicht an Krebs erkrankte Elternteil an einer anderen, schweren Erkrankung leidet?". Auch auf die Situation mit einer Pandemie wird eingegangen. Am Ende des Buches finden Sie einen Bericht einer betroffenen Mutter, in dem sie schildert, wie sie die Diagnose und manche Hürden erlebt hat. Des Weiteren finden Sie zwei Patientenfälle etwas ausführlicher beschrieben. Den Schluss bilden allgemeine Hinweise für wichtige Personen, die Ihr Kind durchs Leben begleiten, wie Erzieher, Lehrer, Trainer.

2

Gut zu wissen: Klinische Erfahrung und wissenschaftliche Forschung

Mittlerweile liegen nicht nur praktisch-klinische Erfahrungswerte aus Beratung und Therapie vor, sondern auch wissenschaftliche Daten. Diese Daten decken sich mit den klinischen Erfahrungen. Die wissenschaftlichen Erkenntnisse stammen zum einen aus sogenannten qualitativen Studien, innerhalb derer Eltern und Kinder zu ihrem Befinden interviewt wurden, zum anderen aus quantitativen Studien, die eine größere Anzahl von Kindern und Eltern mit Hilfe von Fragebögen untersucht haben. Zusammengefasst wissen wir heute:

- 10–15 % von Kindern, deren Elternteil an Krebs erkrankt ist, entwickeln im Verlauf ihres Lebens eine psychologische Störung. Hier sind allerdings all jene Kinder und Jugendlichen nicht erfasst, die ein hohes Stressniveau, Bindungs- und Verlustängste, depressive Verstimmungen etc. aufweisen. Dies liegt an der Vorgabe, dass eine bestimmte Anzahl von Symptomen vor-

B. Senf, *Wie sage ich meinem Kind, dass ich Krebs habe?*
https://doi.org/10.1007/978-3-662-64607-6_2

liegen muss, damit die Kriterien einer Störung erfüllt sind.

- Die häufigsten Störungen, die man festgestellt hat, sind sogenannte Anpassungsstörungen, Ängste und Depressionen. Aus meiner eigenen klinischen Erfahrung mit den heute erwachsenen Kindern der seinerzeit erkrankten Eltern weiß ich, dass die Betroffenen auch häufig unter Zwangsgedanken und Zwangshandlungen leiden. Auch sogenannte Dissoziationserlebnisse – also gedanklich zeitweise aus der gerade erlebten Realität aus-zusteigen – wurden mir immer wieder berichtet.

- Mädchen neigen eher dazu, Belastungen nach „innen" (der Fachbegriff heißt Internalisierung) zu verlagern. Sie verarbeiten dann eher ängstlich, depressiv und angepasst und übernehmen mehr Verantwortung, als ihnen guttut. Auch sogenannte psychosomatische Beschwerden findet man bei Mädchen häufiger.

> Der Begriff „Psychosomatik" leitet sich aus den grie-chischen Wörtern „Psyche" für Seele und „Soma" für den Körper ab. Unter psychosomatischen Beschwerden versteht man folglich Symptombilder, deren Ursachen sich nicht vollständig körperlich erklären lassen.

- Jungs verarbeiten eher externalisiert, also nach „außen" mit unangepasstem, oft herausforderndem Verhalten. Ist der Vater erkrankt und fällt in wichtigen Bereichen aus, übernehmen auch Jungs häufig die Männerrolle und überfordern sich damit.

- Die Reaktionen der Kinder werden von vielen Faktoren bestimmt, die sich wechselseitig beeinflussen: Besonders wichtig ist der Umgang der Eltern mit der Erkrankung (Krankheitsverarbeitung). Die Belastung durch die

Therapie und deren Folgen treffen auf ein Kind, das mit unterschiedlichen Fähigkeiten und Eigenschaften ausgestattet ist (Alter, Geschlecht, Entwicklungsstand, Intelligenz, soziale Fähigkeiten usw.) und somit seinerseits auf die Erkrankung reagiert. Wesentlich ist darüber hinaus, in welcher aktuellen Situation sich die Familie gerade befindet.

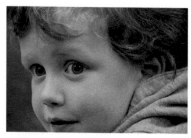

© Angela Horwitz 2021, mit freundlicher Genehmigung

Die Mutter des fünfjährigen Joschua und der neunjährigen Su erhält im Alter von 33 Jahren die Diagnose Brustkrebs. Alle sind völlig schockiert. Niemand hat mit einer solchen Diagnose gerechnet, da Krebs in beiden Ursprungsfamilien nie zuvor aufgetreten war. Die Diagnose bricht in eine schwierige Beziehungssituation ein. Die Mutter von Su hatte sich von deren Vater getrennt, als sie von Joschuas Vater schwanger wurde. Der Vater von Joschua verhielt sich in der Partnerschaft ängstlich-anklammernd und belastete seine Frau mit Eifersuchtsattacken. Das Paar war gerade an dem Punkt, an dem es überlegte, ob es sich besser trennen solle, statt tagtäglich zu streiten. Die Kinder waren durch die seit langer Zeit bestehenden Streitigkeiten der Eltern sehr belastet: Joschua hielt sich in der Kita an keine Regeln mehr, störte die Spielrunden der anderen Kinder und war aggressiv. Sus Leistungen in der Schule waren deutlich schlechter geworden. Sie konnte sich nicht konzentrieren und begann im Unterricht ihre Fingernägel abzubeißen. Zu Hause übernahm sie viel Verantwortung vor allem auch für ihren kleinen Bruder. Schon vor der Erkrankung quälte sie die Angst, dass die Eltern sich trennen und sie zum zweiten Mal den Vater verlieren würde. In diese also ohnehin schwierige Familiensituation brach die Krebsdiagnose ein.

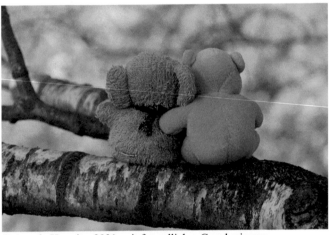

© Angela Horwitz 2021, mit freundlicher Genehmigung

2.1 Risiko- und Schutzfaktoren

In „sozialen Systemen", und dazu gehören auch Familien, verfügen Menschen über Eigenschaften und Mittel, die sich entweder eher förderlich oder weniger förderlich bis schädigend auf das System auswirken können. Dies betrifft die Entstehung von kindlichen Entwicklungsstörungen im Allgemeinen als auch in einer besonders fordernden Situation, wie sie eine elterliche Krebserkrankung definitiv darstellt.

Risikofaktoren lassen sich unterteilen in

- Familiäre Risikofaktoren, wie z. B. ein insgesamt schlechter Zusammenhalt der Familie, geprägt von geringem Einfühlungsvermögen (geringer Empathiefähigkeit) und schlechter oder fehlender Kommunikation.
- Elterliche Risikofaktoren, wie beispielsweise eine konfliktreiche Partnerschaft, eine psychische Erkrankung eines oder beider Elternteile.
- Risikofaktoren durch bestimmte Konstellationen wie Ein-Eltern-Familien, schlechter sozio-ökonomischer Status oder traumatische Ereignisse in der Familie.

Schutzfaktoren definieren sich durch das Gegenteil

- Familiäre Schutzfaktoren, wie eine gute und zufriedenstellende Familienstruktur, ein gegenseitiges Verstehen und Einfühlungsvermögen in die Belange der anderen Familienmitglieder (Empathiefähigkeit) und eine offene Kommunikationsstruktur.
- Elterliche Schutzfaktoren, wie eine gute Partnerschaft, d. h. eine Zufriedenheit in der Partnerschaft und der Familie, eine gute psychische Gesundheit und ein gutes Verhältnis zu den Kindern.

- Schutzfaktoren durch bestimmte Konstellationen wie guter sozioökonomischer Status, gesunde Eltern sowie ein Umfeld ohne weitere Belastungen und größere Konfliktfelder sowie Unterstützung durch Familie und Freunde.

> Wenn Sie feststellen, dass Sie über die genannten Schutzfaktoren verfügen, nehmen Sie dies als Entspannungssignal für Sie selbst wahr. Wenn wir uns für unser persönliches Stresserleben ein Ampelsystem vorstellen, bewegen Sie sich mit diesen Schutzfaktoren im grünen Bereich.

Darüber hinaus gibt es eine ganze Reihe wissenschaftlich noch nicht vollständig abgesicherter Erkenntnisse darüber, welche Verhaltensweisen und Konstellationen sich ungünstig auf die kindliche Entwicklung auswirken können:

- wenn Kinder oder Jugendliche sich stark mit dem erkrankten Elternteil identifizieren und seine Rolle zu übernehmen beginnen
- eine Verantwortungsübertragung, die dem Entwicklungsstand des Kindes nicht entspricht, beispielsweise wenn einem 12-jährigen Kind übertragen wird, gut auf den Vater aufzupassen und zu bemerken, wann sich ein epileptischer Anfall ankündigt, damit dann unverzüglich therapeutische Schritte eingeleitet werden können
- zu viel Aufgabenübertragung, sodass das Kind nicht mehr genügend Freizeit für sich hat
- wenn die Autonomiebestrebungen der Kinder negativ bewertet werden, z. B. „Wie kannst Du Dich in der Disco amüsieren, wo Dein Vater hier so krank liegt und ich nicht mehr weiß, wo mir der Kopf steht?" „Wie

kannst Du so egoistisch sein und nur an Dich denken, wo es mir so schlecht geht?"

- wenn die emotionale Bedürftigkeit eines Elternteils auf das Kind übertragen wird, da der Partner nicht mehr zur Verfügung steht. Wenn z. B. alle Themen – auch sehr intime – mit dem Kind besprochen werden, oder man dem Kind ständig mitteilt, dass man ohne es das Leben nicht schaffen würde.

> Wenn Sie feststellen, dass Sie über wenige Schutzfaktoren verfügen, gönnen Sie sich von Beginn an Unterstützung durch Familie und Freunde und professionelle Helfer. Auch hier ist es hilfreich, dass Ampelsystem zu nutzen. Bewege ich mich eher im „gelben" Bereich oder befinde ich mich aktuell sogar eher im „roten" Bereich. Dann ist es höchste Zeit, gegen zu steuern.

Mit der Mutter von Lutz, 10 Jahre alt, führe ich das dritte Gespräch. Lutz Vater ist an Darmkrebs erkrankt. Sein Gesundheitszustand ist immer wieder labil. Seit einer Weile schläft er im Kinderzimmer, um in der Nacht niemanden zu stören. Krankheitsbedingt muss er sehr oft aufstehen. Lutz schläft seitdem im elterlichen Schlafzimmer neben seiner Mutter.

Lutz geht es nicht gut, berichtet die Mutter. Er zeige ein sehr wechselhaftes Verhalten ihr gegenüber. Zwischendurch spiele er sich wie der Mann im Haus auf und kommandiere sie herum. Auf die Frage, wie es denn für Lutz sei, dass der Vater im Kinderzimmer übernachtet und er nun immer neben seiner Mutter schlafen müsse antwortete Lutz Mutter: „Ehrlich gesagt Frau Senf, das frage ich ihn gar nicht. Ich merke, dass es mir gut tut, dass er so nah bei mir ist. Ich fühle mich dann einfach nicht so alleine und so überfordert."

2.2 Das allgemeine Verständnis von Kindern zu Gesundheit und Krankheit

Es gibt recht wenig Untersuchungen zum Verständnis von Kindern, insbesondere jüngeren Kindern, zu den Fragen „Was ist gesund?" und „Was ist oder macht krank?". Das liegt meines Erachtens u. a. daran, dass häufig ethische Bedenken geäußert werden, wenn es um Kinder und potentiell schwierige Themen wie beispielsweise Krankheit geht. Auch die Beschäftigung mit der Perspektive „Was hält uns gesund?" ist eher eine Entwicklung in den letzten Jahrzehnten.

Erst seit den wissenschaftlichen Arbeiten des israelischen Soziologen Antonovsky, der sich intensiv mit dem Begriff „Salutogenese" auseinandergesetzt hat, schaut man anders auf „Gesundheit". Die Frage lautet nun: „Was hält uns gesund?" anstatt „Was macht uns krank?". Antonovsky hat mit seinen Forschungen einen Wechsel im Denken, einen Paradigmenwechsel eingeleitet, der sowohl in der wissenschaftlichen Forschung als auch in der klinischen Praxis Auswirkungen hat. Daher geht es in den Beratungen immer auch um die zentrale Frage, welche Fähigkeiten und Mittel (Ressourcen) eine Familie und die einzelnen Personen mitbringen. Was funktioniert gut, welche Stärken sind vorhanden?

> Der Begriff „Salutogenese" wurde von Antonovsky als Gegenbegriff zu dem Begriff „Pathogenese" eingeführt. In der Salutogenese schaut man auf das, was uns gesund erhält und warum man trotz schwieriger Situationen und Bedingungen nicht krank wird oder sogar unter sehr widrigen Umständen ein gutes und befriedigendes Leben führt.

Was Kinder als gesund und krank beschreiben können, hängt insbesondere vom Entwicklungsstand des Kindes ab, seinen kognitiven Fähigkeiten (Wahrnehmen, Denken, Erkennen) und seinen ganz persönlichen Lernerfahrungen innerhalb seiner Familie und dem nahen Umfeld. Auch was Kindern innerhalb der eigenen Kultur vermittelt wird, ist wichtig. So sagte eine Mutter von drei Kindern mit Augenzwinkern zu mir: *„Frau Senf, wir sind Türken, wir sprechen über „so etwas nicht".*

Der Begriff „kognitiv" leitet sich von dem lateinischen Wort „cognoscere" ab und bedeutet, „erkennen", „erfahren" oder ,"kennenlernen". In der Entwicklungspsychologie gebraucht man den Begriff „kognitiv" recht häufig, um den Entwicklungsstand eines Kindes zu beschreiben.

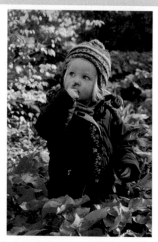

© Angela Horwitz 2021, mit freundlicher Genehmigung

Da Gesundheit und Krankheit abstrakte Begriffe sind, ist es für ein Kind wichtig, sich Dinge, die es nicht sehen kann, vorzustellen. Die Fähigkeit, sich etwas, was nicht da ist, vorzustellen, erlangt ein Kind in der Regel im Alter von zwei Jahren und baut sie kontinuierlich auf und aus. Wie es darüber kommunizieren kann, hängt wiederum von seinem Wortschatz und seiner sprachlichen Entwicklung ab. Auch das erschwert die Forschung auf diesem Gebiet. Neuerdings aber erfahren Kinder anhand entsprechender Kinderbücher und Apps viel mehr über Gesundheit und was gesund hält. Schon mit zwei Jahren können Kinder etwa sagen, was schlecht für die Zähne ist, dass Tee gesund ist, dass Zucker krank macht usw. Kinder lernen dies durch die wiederholten Beschreibungen ihrer Eltern. Hier macht der Ton die Musik. Hört man einem Erwachsenen zu, wie er einem Kind erklärt, dass zu viel Zucker ungesund für die Zähne ist, oder Obst und Gemüse wichtige Vitamine enthalten, die das Kind groß und stark machen, erfährt das Kind unabhängig vom Inhalt, die wichtigste Information über die Betonung.

Mit der Betonung eines Wortes oder einer Situation wird die Bedeutung eines Sachverhaltes vermittelt. Der Begriff „Bio" ist beispielsweise heute den meisten jüngeren Kindern ein Begriff, der positiv besetzt ist. Dies, da er als hoch positiv und als „besonders" betont wird.

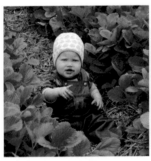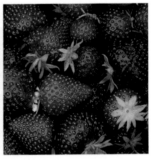

© Angela Horwitz 2021, mit freundlicher Genehmigung

Fragt man Kinder nach Krankheiten oder aber nach schlimmen Krankheiten, nennen sie das, was sie kennen: Schnupfen, Erbrechen, Bauchschmerzen, Operationen, Knochenbrüche. Verursacht werden Krankheiten aus der Sicht des jüngeren Kindes durch äußere Faktoren wie Schnee (= kalt und nass), zu viel Süßigkeiten, zu wenig Trinken etc. Interessanterweise, so das Ergebnis einer Studie zum Gesundheitsverständnis von Kindern, werden Eltern in der kindlichen Vorstellungswelt nicht krank. Geschwister können krank werden, Freunde, Opa oder Oma, das Kind selbst auch, aber nicht die Eltern. Die Abhängigkeit von den Eltern schützt Kinder offensichtlich davor, sich die Verwundbarkeit ihrer Eltern vorzustellen. Diese Erkenntnisse sind im Zusammenhang mit der Bedeutung, die eine elterliche Krebserkrankung für das Kind entwickeln kann, sehr wichtig.

Wie zu Beginn dieses Kapitels schon angeschnitten wurde, hängt das, was ein Kind von Gesundheit und Krankheit versteht und wie es auf die elterliche Krebserkrankung reagiert, von vielen verschiedenen Faktoren ab. Die wichtigsten Faktoren sind:

- Alter des Kindes
- kognitiver Entwicklungsstand
- emotionale Gesundheit
- Erfahrungshintergrund des Kindes
- kulturelle Gegebenheiten
- Beziehung zum erkrankten Elternteil
- Beziehung zum gesunden Elternteil
- wer erkrankt ist (Hauptbezugsperson des Kindes oder nicht)
- Vorhandensein von für das Kind bedeutsamen, anderen Personen
- Verarbeitungsmöglichkeiten der Eltern
- Kommunikation und altersgerechtes Einbeziehen der Kinder.

3

Die verschiedenen Altersstufen

Es liegt auf der Hand, dass Kinder in unterschiedlichen Alters- und Entwicklungsstufen auf sehr unterschiedliche Möglichkeiten im Hinblick auf ihr Wissen und ihre Erfahrung zurückgreifen können. Aber wie reagieren Kinder in einer bestimmten Altersgruppe in der Regel auf die Mitteilung, dass Mutter oder Vater an Krebs erkrankt ist? Was können Sie in welchem Alter überhaupt verstehen? Besonderes Augenmerk richte ich bei meinen Ausführungen dabei auf die Frage, was innerhalb des Familiensystems getan werden kann, damit sich eine Situation eher entspannen kann, statt sich zuzuspitzen, um die Situation so stressfrei wie möglich zu gestalten.

© Der/die Autor(en), exklusiv lizenziert durch Springer-Verlag GmbH, DE, ein Teil von Springer Nature 2022
B. Senf, *Wie sage ich meinem Kind, dass ich Krebs habe?*
https://doi.org/10.1007/978-3-662-64607-6_3

3.1   Das erste Lebensjahr

Kinder im ersten Lebensjahr können sich eine Erkrankung gedanklich-abstrakt noch nicht vorstellen. Sie sind deshalb noch nicht sachlich über die Erkrankung informierbar. Dies bedeutet keinesfalls, dass sie eine Krankheitssituation oder bedrohliche Situationen gefühlsmäßig nicht erfassen können. Aus diesem Grund sollte man auch einem Kind im Alter von 11 Monaten sagen, dass man krank ist. Z. B. „Ich habe da Aua oder mir tut es da weh" (je nach Sprachgebrauch innerhalb der Familie). Auch wenn die Worte nicht alle verstanden werden, so vermitteln sich doch Informationen, die beruhigen oder nicht beruhigen können, je nachdem, wie sie ausgesprochen werden.

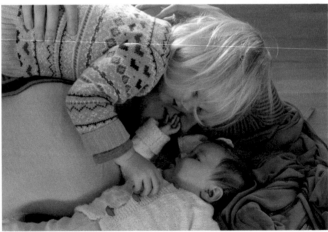

© Angela Horwitz 2021, mit freundlicher Genehmigung

Babys und Kinder bis zum zweiten Lebensjahr reagieren in erster Linie auf die Atmosphäre, in der sie leben und die Trennung von ihren Bezugspersonen. Sind die Kinder verunsichert, zeigt sich dies u. a. in:

- einem veränderten Essverhalten. Die Nahrung kann verweigert werden, Blähungen treten schneller auf und das Kind kann Bauchschmerzen entwickeln
- einem veränderten Schlafverhalten, d. h. das Baby schläft nicht mehr gut ein oder schläft sehr unruhig und wacht immer wieder auf und ist weinerlich

Das Wort "Angst" stammt vom griechischen Verb "agchein" und dem lateinischen Wort "angere" ab. Es kann übersetzt werden mit „würgen" oder die „Kehle" zuschnüren.

In der Psychologie unterscheiden wir u.a. zwischen der sogenannten "Realangst" und der "neurotischen" oder auch der "erlernten" Angst, je nach wissenschaftlicher/ therapeutischer Ausrichtung. Die Realangst bezieht sich dabei auf eine konkrete Gefahr im "Hier und Jetzt", wie z. B. ein drohender Verlust oder eben auch eine potentiell schwere Krankheit. Die neurotische Angst entsteht, allgemein formuliert, aus "innerseelischen" Konflikten, die in der Regel in der Kindheit erworben wurden und nicht bewusst sind. Das kann man sich vorstellen, wie den "toten Winkel" beim Autofahren: Neben mir fährt ein Auto, aber ich sehe es nicht. Beide Angstformen können sich mischen, was die Situation auf alle Fälle nocheinmal deutlich schwieriger macht. für die Betroffene.

Eine Trennung, insbesondere von der Hauptbezugsperson, kann schnell existentielle Angst auslösen und ein Kind traumatisieren, sodass die Bindung zur Bezugsperson leidet. Wie stark gerade Säuglinge und Kleinkinder auf die Trennung von engen Bezugspersonen reagieren, wissen wir sehr zuverlässig aus der Bindungsforschung. Bleibt ein Elternteil z. B. bedingt durch einen Krankenhausaufenthalt länger weg, ohne dass irgendein Kontakt zur Bezugsperson hergestellt wurde, reagieren Kinder beim ersten Wiedersehen oft mit Ablehnung und Rückzug. Sie wenden sich von der Bezugsperson ab und beginnen häufig zu weinen und brauchen eine ganze Weile, bis sie zu ihr wieder Vertrauen aufbauen. Der betroffene Elternteil ist dann oft enttäuscht. Mutter oder Vater haben sich auf das Wiedersehen meist sehr gefreut und sich vorgestellt, wie auch ihr Kind sich freuen wird. Sie können nicht verstehen, was sich durch die Trennung in der Seele ihres Kindes abgespielt hat. Laut Bindungsforschung können sich längere Trennungen in der frühen Kindheit nennenswert auf die Bindungsfähigkeit auswirken. Umgekehrt gibt man seinem Kind ein gutes Grundgerüst mit, wenn die Beziehung stabil und von Vertrauen geprägt ist.

> Je jünger ein Kind ist, desto gravierender wirken sich Trennungen von den Bezugspersonen auf das Kind und sein Vertrauen in die Welt aus. Mit instabilen Bindungserfahrungen kann ein Kind kein stabiles Selbstwertgefühl aufbauen und wird es in seinem Leben immer schwerer haben, als Kinder, denen diese Erfahrung erspart blieb.
>
> Halten Sie, wann immer möglich, Kontakt zu ihrem Kind, auch wenn dieser Kontakt nur auf die Stimme reduziert ist.

Berücksichtigen sollten Sie auch, dass Babys und Kleinkinder Zeiträume nicht ab- und einschätzen können. Fünf Minuten sind für Säuglinge und Kleinkinder eine Ewigkeit und versetzen es in große Unruhe, wenn die Bezugsperson nicht (mehr) da ist. Gerade bei sehr jungen Kindern denken Eltern häufiger, dass ihr Kind noch nicht so viel mitbekommt, weil es z. B. augenscheinlich gar nicht reagiert. Dieser Eindruck trügt. Allein die Stimme, die Atmosphäre und der Körperkontakt vermitteln dem Kind „Mama oder Papa sind da." Versuchen Sie daher bei allem Trubel immer wieder eine ruhige, sichere Atmosphäre zu schaffen. Das kann heißen, sich immer wieder Schmusezeiten mit dem Kind zu gönnen, in denen niemand stören darf. Mahlzeiten und Ausgehzeiten sollten möglichst ruhig gestaltet werden, die Betreuungspersonen sollten so wenig wie möglich wechseln. So ist es für ein Baby und Kleinkind in der Regel besser, wenn eine Betreuungsperson, deren Bezahlung die Krankenkasse für Kinder bis zum 12. Lebensjahr übernimmt, beständig kommen kann, als das Baby zu wechselnden Aufsichtspersonen zu geben. Auch die Stimme und das Gesicht der engsten Vertrauensperson über Telefon und Facetime bieten eine gute Möglichkeit, Kontakt zu halten.

> Auch wenn Ihr Kind nach Telefonkontakten weint, weil es weiter die Stimme von Mutter oder Vater hören möchte, darf daraus nicht geschlossen werden, dass es für das Kind besser sei, keinen Kontakt zu haben. Wir wissen aus der Bindungsforschung, dass dies eine Fehleinschätzung ist, die für viele Traumatisierungen von Kindern verantwortlich ist. Kinder beruhigt es darüber hinaus, wenn sie auf ein Kleidungsstück, dass nach Mutter oder Vater riecht, zurückgreifen können.

3.2   Kinder von ein bis zwei Jahren

Je nach Sprachverständnis des Kindes, das individuell sehr unterschiedlich sein kann, ist das Kind meist auch noch nicht im engeren Sinne über die Krankheit sachlich informierbar. Dies bedeutet aber auch in dieser Altersgruppe nicht, dass man dem Kind nicht sagen sollte, dass Mutter oder Vater krank ist und die Krankheit „Krebs" heißt. Jüngere Kinder „lesen" und fühlen die nonverbalen Botschaften und sind darin oft sehr gut, insbesondere, wenn sie die Worte nicht verstehen können. Die Fähigkeit, Gesichtsausdruck und Gefühlslagen von wichtigen Bezugspersonen zu identifizieren, ist für das Kind eine wichtige Informationsquelle über seine nahe Umwelt und die Interaktion mit dieser. Bei Unsicherheit suchen Kleinkinder förmlich nach einer Antwort im Gesicht von Mutter oder Vater. Unruhe und Angst der Eltern bekommen die Kinder unmittelbar und deutlich mit. Sie reagieren deshalb wie jüngere Säuglinge vor allem auf die Atmosphäre und die Trennung von ihrer Bezugsperson mit den schon beschriebenen Symptomen:

- einem veränderten Essverhalten. Die Nahrung kann verweigert werden, Blähungen treten schneller auf und das Kind kann Bauchschmerzen entwickeln
- einem veränderten Schlafverhalten, d. h. das Kind schläft nicht mehr gut ein oder schläft sehr unruhig und wacht immer wieder weinend auf
- mit starken Verlustängsten, sobald sich die Bezugsperson von ihm wegdreht oder den Raum verlässt

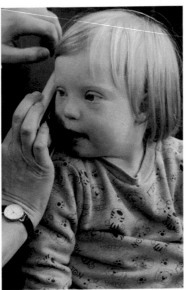

© Angela Horwitz 2021, mit freundlicher Genehmigung

Bei einem Krankenhaus- oder Rehabilitationsaufenthalt sollte deshalb möglichst jeden Tag, am besten immer zur gleichen Zeit, mit dem Kind telefoniert werden. Die neuen Medien, wie Skype oder Facetime, können dabei sehr nützlich sein und sollten, wenn möglich, regelmäßig genutzt werden. Meist wird das Kind nur ein paar Sekunden zuhören und dann mit dem Telefonhörer spielen wollen. Diese Sekunden sind jedoch äußerst wichtig für die Beziehung des Kindes zum Betroffenen und zur Sicherung seines Bindungsbedürfnisses. Besuche sollten so oft wie möglich stattfinden.

Die Sorge, das Kind könne in der Klinik Angst bekommen, ist oft unbegründet. Kinder empfinden Situationen als natürlich, welche Erwachsene eher beängstigen. Dies vor allem auch dann, wenn sie erklärt bekommen, was sie im Krankenhaus vorfinden werden oder ob gerade beispielsweise eine Infusion verabreicht wird. Geht man als Erwachsener mit der Besuchssituation möglichst unkompliziert um, zeigt einfach seine Freude über den Besuch, wirkt sich das in aller Regel positiv auf das Kind aus. Hat das Kind in der Vergangenheit schon diverse schlechte Erfahrungen mit Klinik oder Arzt gemacht, kann man gut die Unterschiede zur aktuellen Situation erklären.

> ### Wichtig
> Besuche zu unterbinden mit der Idee, dass dies für Kinder besser ist, als sich immer wieder verabschieden zu müssen, gehören zu Empfehlungen aus der Zeit der schwarzen Pädagogik. Die Befolgung dieser Empfehlungen hat bei Generationen von Kindern zum Teil schwere Trennungsproblematiken und Schäden hervorgerufen insbesondere auch, wenn Kinder in der Klinik abgegeben wurden und dann nicht mehr besucht werden durften.
>
> Wenn das Kind beim Abschied weint ist das nichts anderes als eine adäquate Reaktion. Ihr Kind wird sich wieder beruhigen und lernen, dass Mutter oder Vater nicht ganz weg sind, sondern wiederkommen. Diese Erfahrung stabilisiert das Kind.

Beispiel: Die zweijährige Lisa war seit einer geraumen Zeit unerträglich, so ihre Mutter. Sie wolle nicht mehr richtig essen, klage dauernd über Bauchschmerzen, schlief nicht mehr gut, war weinerlich und hatte aus heiterem Himmel Zornesausbrüche. Nichts, was die Mutter machte, war richtig. Der Kinderarzt, den die Mutter aufsuchte, konnte keine organischen Ursachen finden. Er riet der Mutter allerdings, eine psychoonkologische Beratung aufzusuchen. Über die Brustkrebserkrankung der Mutter war Lisa bislang nicht informiert.

Anzumerken an dieser Stelle ist, dass Lisa nicht nur ungewöhnlich gut sprechen konnte, sondern auch ein ausgesprochen gutes Sprachverständnis hatte, sodass ich davon ausging, dass sie längst mitbekommen und verstanden hatte, dass ihre Mutter schwer erkrankt war. Lisas Mutter, selbst Ärztin, scheute sich, wie viele Mütter in dieser Situation, mit ihrem Kind zu sprechen und ihm zu erklären, was los war. Nach dem ersten Beratungsgespräch, in dem der Mutter klar werden konnte, dass das Verhalten ihrer Tochter mit dem Verschweigen der Erkrankung und dem von viel Unruhe geprägten Alltag zusammenhing, konnte sie über ihren Schatten springen. Wir übten, wie sie das Gespräch mit Lisa führen kann, ohne ihre Angst auf Lisa zu übertragen und der Versuchung zu erliegen, die Wahrheit zu verbiegen.

„Lisa, Du hast gemerkt, dass Mama oft gestresst ist und sehr viel telefoniert und keine Zeit für Dich hat (warten, wie Lisa reagiert und dies in das weitere Gespräch mit einbeziehen). Mama konnte Dich in letzter Zeit auch oft nicht vom Kindergarten abholen. Das tut mir sehr leid, mein Schatz. Weißt Du, Mama ist krank. Die Krankheit nennt man Brustkrebs. Das ist so ähnlich wie eine kleine Beule in der Brust, die da gewachsen ist (zeigt dabei auf ihre Brust). Mama muss ins Krankenhaus und der Arzt muss die Beule raus nehmen, also weg operieren.

Hier kann man z. B. auch anhand einer Puppe etwas demonstrieren. Manchmal wollen die Kinder selbst nachschauen. Sie wollen begreifen, was da nicht in Ordnung ist. Hören Sie hier auf Ihr Gefühl, ob es Ihnen recht ist, je nachdem, wie Sie sonst mit Nacktsein und Körperlichkeit umgehen. Sagen Sie Ihrem Kind: „Ich mag das nicht so gerne", wenn Sie es nicht mögen und erklären sie Ihrem Kind, warum sie das nicht mögen. Auch hier spielt die Atmosphäre, in der Sie mit dem Kind sprechen oder ihm etwas zeigen, eine wichtige Rolle. Sie sollten sich ruhig fühlen und Zeit haben. Erklären Sie Ihrem Kind, wenn Sie beispielsweise zur Untersuchung müssen, dass heute der Vater oder die Nachbarin kommt und auf es aufpasst. „Heute Abend bin ich aber wieder da und bringe Dich ins Bett", könnte eine Aussage sein, wenn Sie das sicher sagen können.

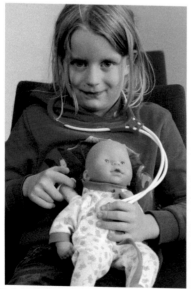

© Angela Horwitz 2021, mit freundlicher Genehmigung

> Verzichten Sie darauf, Krankheiten am Körper des Kindes zu zeigen, da man ansonsten die Idee des Kindes, es könne selbst auch krank werden, verstärkt. Nutzen Sie entweder Ihren eigenen Körper, wenn es Ihnen nicht unangenehm ist oder schalten Sie „Medien" zu dem Thema dazwischen. Das kann ein Buch sein, ein Film, Puppe oder Teddybär oder auch das Aufmalen auf Papier, was insbesondere jüngere Kinder gerne mögen und selbst mit malen möchten.

3.3   Kinder von drei bis sechs Jahren

Je nach Temperament und Situation reagiert diese Altersgruppe sehr unterschiedlich. Sie haben meist schon aus eigener Erfahrung ein ganz gutes Verständnis von krank sein und (drohendem) Verlust. Allerdings gehen Kinder

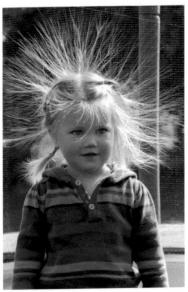

© Angela Horwitz 2021, mit freundlicher Genehmigung

in diesem Alter zunächst auch davon aus – wie schon weiter oben beim Verständnis von Gesundheit und Krankheit angesprochen – dass Vater oder Mutter nicht krank werden können. Auch in diesem Alter haben Kinder primär große Angst vor der Trennung von Mutter oder Vater bzw. für das Kind bedeutsamer anderer Personen. Sie reagieren ebenfalls sehr auf die Stimmung der Eltern, beziehen aber das, was gesprochen wird, schon deutlich mit ein und haben eine Idee, dass die Krankheit Krebs eine Bedrohung ist. Es sind jedoch eher diffuse Gefühle und Ahnungen, die wenig mit der Realität zu tun haben und sich nicht auf sachliches Faktenwissen beziehen. Ist das Kind beunruhigt, reagiert es häufig mit:

- Weinen
- verändertem Essverhalten
- manche Kinder fallen auf eine frühere Entwicklungsstufe, in der alles noch in Ordnung war, zurück (regredieren). Sie nässen z. B. wieder ein, lutschen am Daumen, mögen plötzlich wieder Flasche trinken
- aggressives Verhalten
- Rückzugsverhalten
- Bauchschmerzen, Kopfschmerzen (psychosomatische Beschwerden)

Die dreijährige Paula berichtet z. B., sie habe böse Tiere im Bauch wie die Mama und könne deshalb nicht mehr essen. Der Hintergrund: Paulas Mutter hatte große Wassereinlagerungen im Bauch und er wurde sichtbar dicker, sodass sie Paula nicht mehr auf den Arm nehmen konnte. Paula merkte einfach: Hier stimmt etwas nicht, und das machte ihr große Angst. Sie hatte das Gefühl, dass ihre Mutter böse auf sie war und sie deshalb nicht mehr auf den Arm nehmen wollte.

Größere Kindergarten- oder Vorschulkinder werden manchmal aggressiv und machen z. B. Spielsachen mutwillig kaputt.

So rief die Erzieherin von Luca dessen Mutter an, weil Luca seit geraumer Zeit sehr unleidlich war und ein zunehmend aggressives Verhalten anderen Kindern gegenüber zeigte. Er zerstörte konsequent die Werke von anderen Kindern, selbst die seines besten Freundes. Als die Erzieherin mit ihm schimpfte und ihn bestrafen wollte, brach Luca weinend zusammen. Er schluchzte und war nicht mehr zu beruhigen. Die Erzieherin konnte sich sein Verhalten nicht erklären. Die Mutter von Luca stellte dann selbst den Zusammenhang mit ihrer Erkrankung und ihrer häufigen Abwesenheit her. Luca wusste nicht, was los war und war fest überzeugt, dass seine Mutter ihn nicht mehr haben wolle.

Gerade hinter aggressivem Verhalten steckt meist eine diffuse Angst des Kindes und enormer Stress. Wird hierauf nicht reagiert, oder wird das Kind sogar bestraft, verschärft sich die Situation. Wie bereits im allgemeinen Teil erwähnt, verhalten sich Kinder außer Haus häufig anders als in der Familie. Aus diesem Grund ist es wichtig, Erzieherinnen im Kindergarten einzubinden und über wichtige Ereignisse wie beispielsweise geplante Krankenhausaufenthalte oder Rehabilitationsmaßnahmen zu informieren.

Bitten Sie die Erzieherinnen, einen besonders aufmerksamen Blick auf ihr Kind zu haben und auch Erzieherinnen aus anderen Gruppen über die Situation zu informieren. Gerade wenn Kinder im Außengelände sind, können sich Verhaltensweisen zeigen, die von nicht involvierten Erzieherinnen als nicht adäquat wahrgenommen werden und dazu führen, dass mit dem betreffenden Kind "geschimpft" wird. Dies führt dann dazu, dass sich das Kind noch weniger verstanden fühlt und unter Druck gerät.

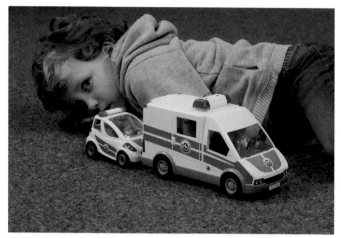

© Angela Horwitz 2021, mit freundlicher Genehmigung

Was die Aufklärung über die Erkrankung anbelangt, sollte man Kindergartenkindern die Situation nicht bis in alle Einzelheiten erklären und schon gar nicht, ohne Anlass über Gefahren und Chancen der Erkrankung sprechen. Kinder in diesem Alter können ca. fünf bis 15 min aufmerksam sein, so dass man sich auf das Wesentliche beschränken sollte. Je unbequemer ein Thema für das Kind empfunden wird, desto schneller hört es auch schon wieder weg. Bedeutend für Kinder ist zunächst, was sich in ihrem Alltag ganz konkret verändert: Wann befinden sich Mutter oder Vater in einer Untersuchung, wer holt das Kind von Kita oder Schule ab, wer ist zu Hause, wenn die Schule vorbei ist, etc. Man sollte dem Kind auch erklären, warum bestimmte Aktivitäten jetzt nicht mit ihm realisiert werden können. Insgesamt sind Veränderungen im Alltag des Kindes eine schwierige Situation für das Kind und eine aufmerksame Zuwendung ist jetzt besonders wichtig. Man sollte soviel Zeit mit dem Kind wie irgend möglich verbringen. Wenn das Kind zu dieser Altersgruppe gehört, sollte die Krankheit unbedingt beim Namen genannt werden, auch wenn das schwerfällt. Wenig ist schlimmer für das Kind, als wenn ihm Informationen vorenthalten werden, die Freunde oder Nachbarn schon haben:

Beispiel: Frau M. hat zwei Kinder, die vierjährige Lara und den siebenjährigen Tom. Beide wissen, dass ihre Mama krank ist, aber sie wissen nicht, dass es Krebs ist. Frau M. scheute sich, wie viele Eltern davor, die Krankheit beim Namen zu nennen. Sie wollte Ihre Kinder beschützen, erklärte sie ihre Zurückhaltung. Beim Einkaufen treffen sie und Ihre beiden Kinder das Nachbarskind. Susi ist mit Lara im Kindergarten und mit ihr befreundet. Als Susi Frau M. sieht, fragt sie sehr laut „Musst Du jetzt vom Krebs sterben?" Frau M. ist völlig geschockt, die Nachbarin und Freundin, die neben ihrer Tochter steht, ebenso. Sie fühlt sich blamiert und schuldig, da sie im Beisein ihrer Tochter Susi über die Erkrankung von Frau M. und ihre Krebserkrankung gesprochen hat. Lara und Tom stehen mit weit aufgerissenen Augen vor der Mutter. Lara beginnt zu weinen und fragt: „Mama, stimmt das, hast Du Krebs? Musst Du sterben?" Im Nachhinein stellte sich heraus, dass die Kinder bitterlich enttäuscht waren von ihren Eltern und insbesondere von ihrer Mutter. Sie hatten das Gefühl, dass alle Bescheid wussten, nur sie nicht. Das Verhältnis zur Nachbarin und Freundin war für eine ganze Zeit gestört, was sich leider auch auf die Beziehung der befreundeten Kinder negativ auswirkte.

Diese Situation ist keine Ausnahme und sozusagen klassisch. Sie verursacht viel vermeidbaren Kummer und Unsicherheiten bei den Kindern.

3.4 Kinder von sieben bis zwölf Jahren

Mit dem ersten Schultag beginnen Kinder, sich mit großen Schritten vom Elternhaus zu lösen. In diesem Alter verstehen sie schon recht gut, was es bedeutet oder bedeuten kann, wenn Mutter oder Vater schwer erkranken. Schulauffälligkeiten sind in dieser Altersgruppe am häufigsten:

Die Leistungen in der Schule lassen oft nach, weil sich die Kinder nach ihrer eigenen Beschreibung, einfach nicht mehr konzentrieren können. Aber auch das genaue Gegenteil kann eintreten: Die Kinder verbessern ihre schulischen Leistungen deutlich. Kinder erzählen in der Beratungssituation recht offen, dass sie mit den guten Noten ihren Eltern eine Freude machen und sie beruhigen möchten. Dies funktioniert auch tatsächlich. Eltern interpretieren die guten Noten ihres Kindes positiv und als Bestätigung, dass ihr Kind gut mit der Situation zurechtkommt und keine größeren Sorgen hat.

So beschreibt Frau S. zu Beginn unseres Gespräches, dass ihre 10-jährige Tochter Anna scheinbar keine Probleme mit der fortschreitenden Erkrankung des Vaters habe. Sie sei sogar besser geworden in der Schule und spiele ganz normal, wie früher. Erst im weiteren Verlauf des Gespräches stellt sich heraus, dass Anna immer häufiger zu ihrer Mutter ins Bett gekrabbelt kommt, nicht mehr ohne Licht einschlafen kann und sich heimlich Kleidungsstücke der Mutter mit ins Bett nimmt und mit ihnen kuschelt, was ein deutliches Zeichen dafür ist, dass Anna sehr verunsichert ist. Der Mutter fällt dann auch ein, dass Anna sie gefragt habe, ob sie auch so krank wie der Vater werden könne.

Manchmal gestatten sich Kinder, anders als Anna, keine Freude mehr im Alltag. Sie meinen, nicht mehr lachen und nicht mehr fröhlich sein zu dürfen. Vielen Erwachsenen geht es im Übrigen ähnlich. „Wie kann ich fröhlich sein, wenn…". Hinter diesem Verhalten oder Einstellungen verbergen sich oft Schuldgefühle, die auf Dauer ein ernstes Problem darstellen können. Trotz bzw. gerade aufgrund der schwierigen Situation ist der Raum für Spaß, Fröhlichkeit und Ablenkung wichtig. Kinder brauchen oft die ausdrückliche Ermunterung durch die Eltern, Freunde zu besuchen und weiterhin das zu tun, was Spaß macht. Niemand hat etwas davon, wenn zu der ohnehin belasteten Situation das normale und unbelastete Leben ausgesperrt wird. Da Kinder am (Eltern-)Modell lernen, ist es wichtig, den Kindern auch hier ein gutes Vorbild zu sein, selbst für „krebsfreie Zonen" zu sorgen und selbstfürsorglich zu sein. Kinder zwischen sieben und zwölf Jahren beobachten sehr genau, wie sich der gesunde Elternteil verhält und orientieren sich an seinem Verhalten. Sagt der Vater z. B.: *„Mama soll sich mal zusammennehmen und nicht immer so viel weinen"*, wird dieses Signal von den Kindern sehr wohl verstanden und sie verhalten sich entweder ebenso oder tendieren zum genauen Gegenteil, sodass sich ungute Koalitionen bilden. Sie nehmen sich zusammen, versuchen nicht zu weinen und verteidigen ihre Mutter.

Insbesondere Mädchen dieser Altersgruppe nehmen eine extrem fürsorgliche Rolle ein. Sie weichen der Mutter oder dem Vater oft nicht mehr von der Seite und gehen in die Versorgerrolle. Sie bringen der Mutter oder dem Vater Tee ans Bett, und bemuttern sie so gut sie können. Das Empfinden: „Ich kann etwas tun" vermittelt dem Kind ein Gefühl von Wichtigkeit. Es gibt ihm Halt in der Ungewissheit. Der Grad, an dem diese Fürsorglichkeit ins Negative kippen kann, ist allerdings schmal. Wie in der Einleitung schon beschrieben, kann eine Verantwortungsübernahme im Sinne einer Rollenübernahme – „Du bist jetzt hier der Mann im Haus und musst Mama stützen" oder „Du musst jetzt ganz tapfer sein und Dich um die Kleinen kümmern, damit Mama schnell gesund wird" – Kinder deutlich überlasten und sich perspektivisch negativ auswirken. Auch wenn Kinder, insbesondere Jugendliche den Aufforderungen nicht folgen und den Erwartungen der Eltern nicht entsprechen, heißt das nicht, dass es ohne emotionale Folgen für sie bleibt. Kinder und Jugendliche leiden oft unter Schuldgefühlen, mit denen sie dann wiederum alleine zurechtkommen müssen, da sie genau darüber nicht sprechen können.

> Viele Kinder möchten dem erkrankten Elternteil etwas Gutes tun. Sie werden fürsorglich und übernehmen Verantwortung im Haushalt, für jüngere Geschwister etc. Das gibt ihnen Halt und Sicherheit. Die Verantwortungsübernahme ist jedoch eine Gratwanderung und kann sehr rasch in eine Überforderung übergehen, der Kinder auf längere Sicht nicht gewachsen sind. Verantwortungsübernahme beispielsweise im Haushalt sollte immer dem Alter des Kindes angemessen sein. Das Kind braucht das Signal, das es Kind ist und nicht die Mutter oder Vaterrolle ein-

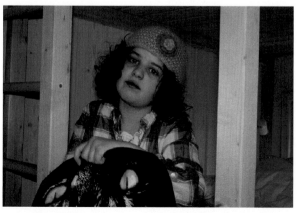

© Angela Horwitz 2021, mit freundlicher Genehmigung

nehmen darf. "Ich weiß, Du willst mich entlasten. Das finde ich auch ganz toll. Es ist allerdings nicht Dein Job" könnte man beispielsweise einem überfürsorglichem Kind sagen.

So äußerte der 11-jährige Leo im Beratungsgespräch, dass er schuld daran sei, dass sich der Gesundheitszustand seines Vaters verschlechterte. Er wisse ganz genau, wie wichtig dem Vater schulische Leistungen seien und wie viele Sorgen es ihm mache, dass er mit den Leistungen so abgefallen sei. Er könne aber momentan nicht anders, als die Schule zu schwänzen und sich zu Hause zu „zoffen". Er wisse einfach nicht, was mit ihm los sei. Deshalb helfe er jetzt überall, wo er nur könne und versuche, den Vater zu entlasten.

Schuldphantasien treten in dieser Altersgruppe sehr häufig auf: *„Ich bin schuld an Mutters Erkrankung, weil ich nicht brav war", „Wenn ich nicht helfe bin, wird Mama wieder krank."* Gerade Mädchen sind hierfür besonders anfällig. Kinder trauen sich oft nicht mehr, sich mit den Eltern auseinanderzusetzen, Diskussionen zu führen, Widerworte zu geben, ungehorsam oder selbst traurig zu sein. Genauso gut kann aber auch das Gegenteil davon eintreten, wie folgendes Beispiel deutlich macht:

Die 36-jährige Frau S. suchte völlig verzweifelt die Beratungsstelle auf, weil die Situation zu Hause eskalierte. Der 11-jährige Sohn Jonas verweigerte alles Mögliche im täglichen Miteinander, wurde schlecht in der Schule, war zunehmend aggressiv und schrie seine fortgeschritten an Krebs erkrankte Mutter an, sie solle endlich sterben, weil sie sowieso sterben würde. Es hätte nicht deutlicher werden können, dass Jonas ein Gespür für die lebensbedrohliche Situation hatte.

Seine Mutter, die voller Todesangst war, konnte die Angst ihres Kindes nicht aufnehmen. Sie wehrte sich mit Händen und Füßen gegen die furchtbare Realität und verleugnete sie. Auch der Vater bot keine Entlastung. Jonas Todeswünsche gegen seine

Mutter können als ein Versuch verstanden werden, ein wenig Kontrolle über eine völlig eskalierte Situation zu erlangen.

> Verleugnung ist ein Begriff aus der Psychoanalyse und beschreibt einen Abwehrmechanismus gegen eine Realität, die als zu bedrohlich für das seelische Gleichgewicht wahrgenommen wird. Abwehrmechanismen sind nicht per se negativ. Wenn sie jedoch dazu führen, dass man förderliche Verhaltensweisen für sich oder andere bedeutsame Personen, wie in diesem Beispiel unterlässt, können sie sich sehr destruktiv auswirken.

Schulkinder haben darüber hinaus häufig große Probleme, wie sie mit dem Thema „Mutter oder Vater hat Krebs" in der Schule umgehen sollen. Prinzipiell wollen Kinder, dass bei ihnen zu Hause alles „normal" ist. Sie wollen keine Sonderrolle einnehmen und schon gar nicht, wenn diese Rolle gesellschaftlich negativ besetzt ist. *„Was soll ich denn sagen?" „Wie fange ich denn damit an?" "Ich will aber kein Mitleid, wie gehe ich denn damit um, wenn alle plötzlich so mitleidig gucken?".*

Beispiel: Mark ist 10 Jahre alt und möchte plötzlich nicht mehr zur Schule gehen. Die Eltern sind verzweifelt und bekommen nicht so recht heraus, was hinter der Schulverweigerung steckt. Sie sind ungehalten, es kommt immer wieder zum Streit. Die Eltern kommen gemeinsam zur Beratung. Wir vereinbarten, Mark von unserem Gespräch zu erzählen und ihm einen Termin mit mir vorzuschlagen. Diesen Vorschlag griff Mark freudig auf. Ich traf auf einen recht pfiffig wirkenden Jungen, seinem Alter deutlich voraus. Er wirkte offen und sehr belastet. Nach einer ganzen Weile erst sprach ich das Thema Schule an. Es stellte sich heraus, dass er auf die Fragen der anderen Kinder, warum seine Mutter im Rollstuhl sitzen muss, keine für ihn richtige Antwort geben konnte. Es war ihm peinlich, dass seine Mutter nicht so war, wie alle andern Mütter, also gesund und normal. Dass ihm dies peinlich war, verursachte ihm wiederum Schuldgefühle und er fühlte sich seiner Mutter gegenüber sehr schlecht. Da er dies nicht formulieren konnte, zog er sich immer mehr zurück. Ich fragte Mark, ob es ihm helfen würde, wenn ich mit ihm in seine Klasse käme und wir mit der Lehrerin eine Unterrichtseinheit über das Thema Krankheit und Krebs gestalten würden. Mark fand die Idee „ganz gut". Für mich war jedoch spürbar, dass er nicht ganz überzeugt war. Auf die Frage, ob er vielleicht selbst eine Idee habe, wie er in der Schule mit dem Thema umgehen könnte, antwortete er relativ spontan und sicher: „Ja, ich will denen selbst erzählen, was das ist, aber ich weiß ja so wenig." An dieser Stelle wurde Marks Wunsch spürbar, genau über die Erkrankung informiert zu sein. Ich erklärte Mark dann anhand eines Buches und mit Hilfe von Zeichnungen, das die Krankheit seiner Mutter ursprünglich ein bösartiger Hautkrebs (Melanom) war, der sich im Körper ausgebreitet und Metastasen gebildet hat. Ich erklärte ihm auch, was die Medizin heute über Hautkrebs weiß. Die Eltern berichteten eine Woche später, dass Mark in der Schule einen durchschlagenden Erfolg mit seinem Referat über „Hautkrebs" verzeichnen konnte. Er galt nun als Experte und hatte eine herausragende Stellung, die ihm gerade zu dieser Zeit enorm half. Er wurde nicht mitleidig angeschaut sondern war nun als Experte anerkannt. Das verschaffte ihm einen gehörigen Schuss Selbstbewusstsein und der tägliche Schulbesuch war wieder selbstverständlich für ihn und positiv besetzt.

So rasch lassen sich selbstverständlich nicht alle Probleme in der Beratung erkennen und lösen, aber manche eben doch.

Die Frage, ob man selbst an Krebs erkranken kann und ob die Krankheit ansteckend ist, bewegt ebenfalls die Altersgruppe der sieben bis zwölfjährigen Kinder immens. Es hängt von der Persönlichkeit des Kindes und dem allgemeinen Umgang mit Gesundheit und Krankheit ab, wann und ob das Kind beginnt, sich selbst mit diesen Fragen zu beschäftigen. Auf alle Fälle sollte Kindern erklärt werden, wie die Situation in ihrem speziellen Fall zu bewerten ist.

Für Kinder zwischen sieben und zwölf Jahren sind folgende Punkte wichtig:

- Veränderungen im Alltag sollten konkret benannt werden. Dies hilft auch größeren Kindern, Sicherheit zurück zu gewinnen. Zum Beispiel. *„Solange ich so müde bin, bringt dich Oma zum Ballettunterricht"*.
- Man sollte den Kindern die Erkrankung, die Therapie und deren Wirkung erklären. Kinder sind in diesem Alter sehr wissbegierig und mit Hilfe von Biologiebüchern etc. lässt sich vieles gut veranschaulichen. Nebulöse Umschreibungen sollte man vermeiden.
- Körperliche Veränderungen sollten konkret benannt werden: *„Durch die Chemotherapie verliere ich jetzt meine Haare. Ich habe lange darüber nachgedacht, ob ich eine Perücke tragen soll oder lieber nur eine Mütze. Ich weiß es einfach noch nicht so genau und will es erstmal ausprobieren. Was fändest Du denn gut?"*
- Es ist wichtig genau zu erklären, warum Kontrolluntersuchungen nötig sind. Kinder verstehen nicht, warum eine weitere Therapie, z. B. eine antihormonelle Behandlung notwendig ist, obwohl doch kommuniziert wurde, dass die Behandlung abgeschlossen sei. Wenn Kinder hier keine schlüssige Erklärung erhalten, machen sie sich ihre eigenen Gedanken und suchen nach Erklärungen. Die Angst, dass man ihnen etwas verschweigt, stellt sich relativ schnell ein.
- Kindern muss glaubhaft klar gemacht werden, dass Krebs nicht ansteckend ist. Mithilfe eines Arztes kann möglicherweise das Thema Erblichkeit angesprochen werden. Dies insbesondere dann, wenn ein Gendefekt bei der Erkrankung eine Rolle spielt. Kinder finden es meist ganz toll, wenn sie den Arzt befragen dürfen.

- Lehrer sollten über die Situation informiert sein. Wenn möglich auch über den Krankheitsverlauf und z. B. einen geplanten Aufenthalt in einer Kurklinik.
- Leistungseinbrüche sollten nicht dramatisiert werden. Oft sind es nur vorübergehende Tiefen, da sich die Kinder in einer für sie unsicheren Situation nicht gut konzentrieren können. Generell verlieren sich Auffälligkeiten wieder, wenn die Kinder wieder sicheren Boden unter den Füßen fühlen. Verändert sich die Situation jedoch nicht, obschon aus Elternsicht Beruhigung eingetreten ist, kann ein fachkundiger Blick von einer außenstehenden Person hilfreich sein.
- Entlasten Sie Ihr Kind von Schuldgefühlen. Niemand hat Schuld an der Erkrankung, auch Sie nicht.
- Werden dem Kind größere Aufgaben im Haushalt übertragen, geben Sie ihm gleichzeitig die Information, wann sich das voraussichtlich wieder ändern wird. Die Perspektive, über Monate auf die kleinen Geschwister aufpassen zu müssen, kann Kinder extrem belasten.
- Setzen Sie Ihr Kind möglichst nicht unter Druck im Sinne: *„Wenn Du das und das machst, dann wird die Mama auch schnell wieder gesund."* Kinder denken dann, dass sie Einfluss auf die Erkrankung haben. Wenn die Krankheit fortschreitet, glauben sie schnell, dass sie die Verursacher sind.
- Wenn Ihr Kind sich dafür interessiert und es möchte, erklären Sie ihm Untersuchungen und medizinische Instrumente.
- Nehmen Sie Ihr Kind nur im Notfall zu Behandlungen mit. Die Situation beispielsweise im Chemozimmer ist nicht kontrollierbar und Ihr Kind bekommt Gespräche und Behandlungen mit, die es aller Wahrscheinlichkeit nach völlig überfordern.

Ein Beispiel, was mich sehr beeindruckt hatte: Die vierjährige Zoe weigerte sich aus Sicht der Mutter von heute auf morgen Kleider anzuziehen. Auch ihre rosa Haarspangen und all das, was sie als Mädchen erkennbar machte, wollte sie unter keinen Umständen mehr benutzen. Es war für die Mutter nicht herauszubekommen, was mit ihrer Tochter los war. Eine Freundin riet ihr, doch einmal ihre Psychoonkologin danach zu befragen. Nach einem ersten Gespräch mit der Mutter wurde erkennbar, so zumindest die Annahme, dass das Verhalten von Zoe aller Wahrscheinlichkeit nach mit der Krankheitssituation zusammenhing. Zoe kam zur „Beratung" und verkündete sehr entschieden, dass Mama „draußen" bleiben solle. Letztendlich stelle sich heraus, dass ihre allein erziehende Mutter keine Unterbringungsmöglichkeit während der Chemotherapie fand und Zoe mit zur Behandlung nehmen musste. Die vielen Frauen im Chemo-Zimmer mit Infusionen etc. machten Zoe Angst. Sie war fest überzeugt, dass man, wenn man eine Frau wird, Spritzen und Infusionen bekommt. So beschloss sie, keine Frau mehr werden zu wollen. Ihrer Mutter wollte sie das nicht sagen, um sie nicht traurig zu machen.

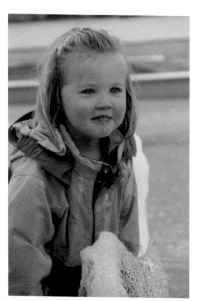

© Angela Horwitz 2021, mit freundlicher Genehmigung

Dieses Beispiel bedeutet nicht, dass Sie Ihrem Kind die Behandlungseinheit nicht zeigen dürfen oder sollten. Ihr Kind möchte vielleicht wissen, wo sich Mama oder Papa die nächsten Stunden befinden wird. Im Gegenteil, viele Kinder beruhigt dies eher. Der Besuch sollte aber sehr gut vorbereitet und den Kindern gut erklärt werden. Letztendlich atmen die Kinder sozusagen die gesamte Atmosphäre mit ein. Wie diese Atmosphäre jeweils ist, entzieht sich unserer Kontrolle und das sollte man in der Planung mitberücksichtigen.

> Wenn Kinder interessiert sind und vielleicht auch danach fragen, kann man ihnen zeigen, wo man behandelt wird. Dies nach entsprechender Vorbereitung. Z. B.: „Man nennt den Raum, in dem ich die Medikamente bekomme, Chemo- Raum. Dort sind viele große Stühle, die aussehen wie Liegestühle. Auf diesen Stühlen sitzen all diejenigen, die auch eine Krebserkrankung haben und erhalten die Medikamente, die man Chemotherapie nennt, um gesund zu werden. Die Medikamente bekommt man durch eine Kanüle, so wie ich sie hier auch habe".

3.5 Teenager und Jugendliche von dreizehn bis achtzehn Jahren

Die Pubertät ist, wie wir alle wissen, eine Zeit des Umbruchs und häufig durch widersprüchliche Gefühle gekennzeichnet. In der Regel wird dieses Gefühlsdurcheinander durch die Diagnose Krebs von Vater oder Mutter verstärkt. Diese Altersgruppe hat es besonders schwer: Die Ablösung vom Elternhaus steht an, aber durch die Erkrankung fühlen sich die Jugendlichen häufig „ins Haus zurück gezwungen", vor allem dann, wenn noch kleinere

Geschwister im Haushalt leben. Jugendliche ahnen früh, sofern die Krankheit nicht thematisiert wird, dass etwas Gravierendes nicht stimmt. Sie sind aber natürlicher Weise mit sich selbst beschäftigt, dass sie von sich aus nicht unbedingt nachfragen und es vielleicht auch gar nicht so genau wissen möchten. Für die Eltern kann es hier recht schwer sein, das Gespräch zu beginnen, vor allem auch dann, wenn zuvor schon Konflikte bestanden haben.

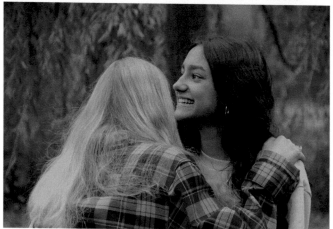

© Angela Horwitz 2021, mit freundlicher Genehmigung

Fallbeispiel Jana und Simon
Frau T., die Mutter von Jana (17 Jahre) und Simon (15 Jahre), sucht eine Kollegin von mir auf. Ihr Mann, erklärt sie, sei an einem bösartigen Hirntumor (Glioblastom) erkrankt. Die Erstdiagnose erfolgte nach einem großen, epileptischen Krampfanfall. Der Vater von Jana und Simon wurde operiert. Es folgten Bestrahlung und Chemotherapie.
Bereits kurz nach der Operation, so seine Ehefrau, zeigte ihr Mann Verhaltensveränderungen. Er sei häufig schlecht gelaunt, reagiere abweisend, ziehe sich zurück und könne auch unangenehm ausfallend werden. Auch Herr T.

berichtete später im Beratungsgespräch, sich häufiger schlecht gelaunt zu fühlen, „grummelig" zu sein. Ansonsten konnte er aber keine Veränderung an sich wahrnehmen.

Ein Glioblastom gehört zu den sogenannten hirneigenen, bösartigen Tumoren, die in der Regel eine sehr schlechte Prognose haben. Verhaltens- und Wesensveränderungen treten leider sehr häufig auf. Die Art dieser Veränderungen hängt vom Sitz des Tumors im Gehirn ab. Kindern muss dies sehr rasch erklärt werden. Krampfanfälle treten zu Beginn häufiger auf und machen nicht nur Kindern große Angst. Erwachsene und Kinder müssen von den behandelnden Ärzten auf solche Situationen vorbereitet werden. Mit entsprechenden Medikamenten bekommt man Krampfanfälle meist recht schnell unter Kontrolle.

Im folgenden Jahr nahm v. a. die Ehefrau psychoonkologische Beratung in Anspruch. Aber auch ihr Mann sowie die Tochter kamen zum Gespräch. Die Organisation der Familie sowie die finanzielle Versorgung wurde primär von der Ehefrau geleistet, was sie zunehmend unter Druck setzte. Sowohl Ehefrau als auch Tochter berichteten unabhängig voneinander, dass ihr Mann immer vergesslicher wurde, sich schlechter orientieren konnte, sich schnell angegriffen fühle, deutlich weniger kommunikativ und körperlich distanzierter war, als vor der Erkrankung.

Es kam bald zu einem Rückfall (Rezidiv) der Erkrankung und im Rahmen der Therapie zu einer Schwellung (Ödem) im Gehirn, welches die Symptomatik weiter verschlechterte. Gesichtsfeldausfälle führten zu einem Verkehrsunfall. Der Mann von Frau T. wurde erneut stationär aufgenommen. Die Ehefrau berichtete, dass es für die Kinder schwer sei, die Veränderung des Vaters im Rahmen der Erkrankung nachvollziehen zu können. Der Sohn Simon (mittlerweile 16) ziehe sich zurück und verbringe viel Zeit bei seiner Freundin. Die Tochter Jana (jetzt 18) sei ihr eine Stütze, leide aber sehr unter dem Gefühl, dass zum Vater keine Nähe mehr möglich sei. Die Kollegin bot an, mit beiden Jugendlichen zu sprechen – gerne gemeinsam – um die Auswirkungen von Tumor und Therapie zu erklären.

Schwellungen im Gehirn treten häufig im Rahmen einer Tumorerkrankung des Gehirns auf. Dies passiert auch bei gutartigen Hirntumoren, da der Druck, der sich im Gehirn aufbaut, wie in einem geschlossenen Gefäß nicht entweichen kann. Dies kann dann zu einem epileptischen Anfall führen. Kindern sollte dies immer genau erklärt werden. Diese Erklärungen helfen den Kindern, den Krampfanfall, der fast immer große Angst auslöst, zu verstehen und entsprechend zu reagieren.

Simon und Jana kommen zwei Wochen später zum Gespräch. Jana berichtet sehr offen darüber, wie sie die Situation erlebte. Sie schilderte die Belastung, in welcher sie die Mutter sah, ihre Gedanken und Gefühle dazu. Auch die eher distanzierte Art des Vaters, der früher sehr warmherzig und ein guter Ansprechpartner bei Problemen aller Art gewesen sei, wurde von ihr sehr deutlich beschrieben. Simon hörte zunächst nur aufmerksam zu. Auf die Frage nach seinen Erfahrungen mit der Situation, äußerte er, allerdings emotional sehr distanziert, ähnliches wie seine Schwester: „Eigentlich müsste ich doch traurig sein, aber irgendwie geht das alles nicht so an mich, ich spüre eher wenig, nur die Mama tut mir leid. Mit meinem Vater ist es schwer. Meine Freundin hat geweint, als ich ihr das alles erzählt habe, aber ich kann gar nicht weinen." Die Psychoonkologin bestätigte, dass es sich bei der eigenen emotionalen Distanziertheit möglicherweise um eine unbewusste Bewältigungsstrategie handeln könne, die davor schützt, das ganze Ausmaß der Bedrohung erleben zu müssen. Beide, Simon und Jana ließen sich interessiert an einem „Gehirnmodell" erklären, welche Bedeutung die Lage des Tumors bei den beobachteten Ver-

änderungen ihres Vaters haben könnte. Es entwickelte sich eine Unterhaltung zwischen Bruder und Schwester und sie begannen ein stärkeres Mitgefühl für den Vater zu entwickeln. In seinem Leben habe sich viel verändert und es sei tatsächlich schwer, damit umzugehen. Die Geschwister beschrieben den Vater als zwar körperlich anwesend, aber emotional nicht zu erreichen. „Es ist als sei er unter einer Glasglocke, man kann ihn sehen, aber echte Nähe ist nicht möglich." Beide bestätigten, dass es hilfreich sei in diesem therapeutischen Rahmen miteinander zu sprechen.

Zwei Wochen nach diesem ersten Termin kamen die beiden erneut zum Gespräch. Zu Hause hatte sich viel verändert. Insbesondere Simon fand, dass die emotionale Distanz weniger geworden sei und es ihm zunehmend leichter fiel, eigene Gefühle in Worte zu fassen und damit auch anders wahrzunehmen. Der Vater habe sich seit dem Unfall emotional geöffnet, er spreche wieder mehr mit der Familie und sei zugänglicher geworden. Er könne seine eigenen Defizite jetzt auch besser annehmen. Beide Kinder bestätigten, sich sehr erleichtert zu fühlen, auch wenn die Prognose insgesamt nicht gut sei. Insbesondere Simon berichtete, dass er jetzt wieder viel mehr spüren, viel mehr empfinden könne. Das mache es zwar nicht unbedingt leichter, da er jetzt auch häufiger traurig sei, aber es fühle sich insgesamt natürlicher und besser an und er fühle ich nicht mehr so schuldig. Erneut öffnete die psychoonkologische Beratung einen Raum, den Bruder und Schwester für ein intensives Gespräch über ihre Gefühle und Gedanken nutzen. Simon bestätigte, dass er sich ohne seine Schwester im Gespräch in der Psychoonkologie eher komisch fühlen würde und gar nicht so genau wisse, was er sagen solle. Gemeinsam mit Jana falle es ihm jedoch viel leichter, Worte zu finden und er sei froh über die Möglichkeit, außerhalb des häuslichen Umfelds sprechen zu können.

Was erst in den kommenden Gesprächen mit Simon und Jana zur Sprache kam, war die Angst, selbst an Krebs zu erkranken. Die Angst selbst zu erkranken, ist typisch für diese Altersgruppe. Der Körper, vor allem sexuell besetzte Körperteile wie die Brust oder Genitalien sind für Kinder und Jugendliche ein äußerst wichtiges Thema, insbesondere in der Pubertät. Diese Auseinandersetzung wird komplizierter, wenn z. B. die Mutter eines Mädchens an Brustkrebs erkrankt oder der Vater eines Jugendlichen z. B. an Hodenkrebs.

Beispiel: Die 16-jährige Natascha schien nach Aussage der Mutter zunächst ganz gut mit der Erkrankung der Mutter zu Recht zu kommen. Dann aber begann sie, mehrmals am Tag ihre Brust zu betrachten und abzutasten. Schließlich klagte sie über Schmerzen in der Brust und die besorgte Mutter ging mit ihr zum Gynäkologen. Dieser stellte keine Auffälligkeiten fest und beruhigte Mutter und Tochter. Bereits einige Tage später klagte das Mädchen erneut über Schmerzen in der Brust und wollte einen weiteren Termin beim Arzt. Die Mutter wurde ungehalten und fühlte sich hilflos, sodass sie die Psychoonkologie um Hilfe bat. Im späteren Beratungsgespräch mit Natascha wurde deutlich, dass sie schon lange „so eine unbestimmte Angst" mit sich herumtrug, selbst an Brustkrebs zu erkranken. Sie schlief nicht mehr gut und traute sich nicht, mit ihrer Mutter zu sprechen, um sie nicht mit den eigenen Ängsten zu belasten.

Mögliche Reaktionen von Jugendlichen sind:

- Rückbindung an die Familie statt Ablösung vom Elternhaus
- das Gegenteil, ständige Abwesenheit von zu Hause (insbesondere Jungs)
- depressive Verstimmungen (eher Mädchen)
- Erhöhte Ängstlichkeit (eher Mädchen)

- Schulschwierigkeiten (häufiger Jungs), Verbesserungen oft bei Mädchen
- Essstörungen
- Somatisierungsstörungen z. B. Kopf-, Bein-, oder Bauchschmerzen
- Aggressionen gegen den erkrankten Elternteil oder die gesamte Familie
- Drogenkonsum
- Rückzug von Freunden
- kein Interesse mehr an Hobbys, bzw. nur noch mit der Spielkonsole und dem PC beschäftigt
- deutlich abweisendes Verhalten

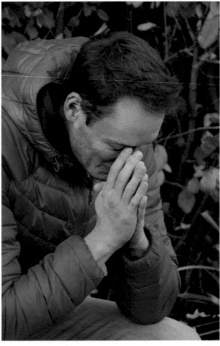

© Angela Horwitz 2021, mit freundlicher Genehmigung

Frau H., die Mutter der 13-jährigen Anna-Lena, beginnt, sich Sorgen um ihre Tochter zu machen. Anna-Lena, schon immer ein verantwortungsbewusstes Mädchen, fleißig in der Schule und insgesamt eher „angepasst", beginnt nach einem festen, um nicht zu sagen rigiden Plan zu leben: Der Tag beginnt um 5 Uhr in der Früh mit einer Meditation, gefolgt von einem straffen Sportprogramm, dann die Schule. Nach der Schule werden die Hausaufgaben sofort in Angriff genommen und die nächsten Schulstunden vorbereitet. Alles läuft nach einem strikten Plan. Fernsehen ist tabu, da unnütze Zeitverschwendung. Die Mutter wird, wo es nur möglich ist, entlastet. Bevor sie sich umschauen kann, ist die Spülmaschine ausgeräumt, die Wäsche aufgehängt, alle Schuhe geputzt. Das Essen unterliegt einem strengen Ritual: Keine Kohlenhydrate in Form von Kartoffeln oder Nudeln, keine Süßigkeiten, kein Kuchen, nur noch als gesund geltende Lebensmittel in Bio-Qualität. Bei Einladungen zum Essen nimmt Anna-Lena ihr eigenes Essen in einer Lunch-Box mit. Frau H. wird das Verhalten ihrer Tochter langsam unangenehm und unheimlich. Hinzu kommt, dass sie selbst langsam ein schlechtes Gewissen bekommt, wenn sie sich ein Eis oder ein Stück Kuchen erlaubt und ihr Sportprogramm, das sie seit ihrer Krebsdiagnose relativ regelmäßig absolviert, mal kürzer ausfällt als geplant.

Zu den Eltern besteht ein offenes, vertrauensvolles Verhältnis. Spannungen gibt es hin und wieder mit dem älteren Bruder von Anna-Lena, der das ganze Gegenteil von ihr ist, bzw. sich wenig um die Belange der Familie kümmert, so die Aussage von Anna-Lena.

Was die Erkrankung anbelangt, fühlt sich Anna-Lena über die Krankheit und die Therapie gut informiert. Frau H. fragt, ob ihre Sorgen meiner Meinung nach berechtigt sind, oder ob sie sich unnötig um ihre Tochter sorgt. Ich verstehe die Sorgen von Frau H. und sehe Handlungsbedarf. Ich biete Anna-Lena ein Gespräch an, was diese auch gerne annimmt.

Im Erstgespräch erlebe ich ein 13-jähriges Mädchen, dass emotional, kognitiv und sozial deutlich ihrem Alter voraus ist. Die Schilderungen der Mutter waren an keiner Stelle übertrieben. Handelt es sich hier einfach nur um eine sehr disziplinierte Jugendliche?

Die Frage ist eindeutig mit „Nein" zu beantworten. Anna-Lena war dabei, eine sogenannte Zwangsstörung zu etablieren und sie fand äußerst gute Begründungen, warum ihr Verhalten aus ihrer Sicht sinnvoll war.

Was war schiefgelaufen? Es wurde über alles offen gesprochen, das Verhalten der Mutter im Hinblick auf die Kommunikation über die Erkrankung war sozusagen bilderbuchmäßig. Im Laufe des Gespräches versuchte ich, die Motivation für Anna-Lenas Verhalten aufzudecken und wir stießen auf ihre Krankheitstheorie, d. h. ihre Vorstellung, warum ihre Mutter an Krebs erkrankt war. „Ich bin mir sehr sicher, dass meine Mutter zu großem Stress ausgesetzt war, sie sich zu wenig sportlich betätigt hat und auch die Ernährung krebsfördernd war. Und Sie werden mir recht geben, dass man Faktoren, auf die man Einfluss hat, auch beeinflussen sollte. Deshalb macht mein Verhalten Sinn, finden Sie nicht?"

Ich fühlte mich kurzfristig „Schachmatt" gesetzt. Aus vielen richtigen Bewertungen zog Anna-Lena jedoch problematische Schlüsse. Im weiteren Verlauf des Gespräches erklärte ich Anna-Lena ihre Verarbeitungsstrategie und wir eruierten mögliche Hintergründe ihres Verhaltens auf. Durch Ihr Verhalten versuchte Anna-Lena wieder Kontrolle über ihr Leben zu erlangen, die ihr durch die Krebserkrankung ihrer Mutter abhanden gekommen war. In einem gemeinsamen Gespräch mit ihrer Mutter konnte dann herausgearbeitet werden, dass sie selbst die Krebsentstehungstheorie ihrer Tochter teilte. Gesprochen hatten Mutter und Tochter darüber nicht. Dies holten wir in diesem gemeinsamen Gespräch nach. Die Angst vor einem Rückfall wurde thematisiert und es flossen Tränen. Die Angst und die Trauer konnten nun auch geteilt werden. Dies machte es dann möglich zu schauen, wo die „Zügel" etwas gelockert werden konnten. Wir erarbeiteten ein Ampel-System: Welches Verhalten lag im „grünen Bereich", wo begann es in den „gelben Bereich zu rutschen?". Anna-Lena erbat sich von mir einen regelmäßigen Termin, alle acht Wochen. Sie wollte in den Sitzungen ihre aktuelle Befindlichkeit besprechen. Die Angst davor, dass die Mutter an ihrer Erkrankung sterben könne, bestimmte nicht mehr ihren Alltag, sodass sie auch wieder Aktivitäten mit Freunden genießen konnte.

Tipps für das Gespräch mit Jugendlichen:

- Warten Sie insbesondere bei Jugendlichen nicht darauf, dass sich eine günstige Gelegenheit zum Gespräch ergibt. Ergreifen Sie die Initiative. Fast immer sind Jugendliche offen und bereit, wenn die Eltern sagen: *„Ich muss mit dir über ein ernstes Thema sprechen, das uns alle betrifft, sei bitte heute um 17 Uhr zu Hause."*
- Wie für alle anderen Altersgruppen gilt auch hier: Je geringer das Tabu, je offener der Umgang mit der Erkrankung in der Familie ist, desto geringer ist normalerweise die Angst.
- Sie können in der Regel davon ausgehen, dass Jugendliche genau so viel über Krebs wissen, wie sie selbst. Je weniger Informationen sie von Ihnen als Eltern erhalten, desto eher machen sie sich auf die Suche, um ihre Wissenslücken zu füllen. Da sie aber häufig nicht das genaue Krankheitsbild und die Ergebnisse der begleitenden Untersuchungen kennen, erhalten sie unweigerlich nur halb zutreffende oder gar falsche Informationen aus dem Internet. Diese Informationen beunruhigen eher, als dass sie Sicherheit vermitteln. Sie sollten Ihrem Kind deshalb die Krankheit und die sich daraus ergebenden Behandlungsschritte erklären und signalisieren, dass Ihr Kind alle Fragen stellen und sich auf eine ehrliche Antwort verlassen kann.
- Jugendliche scheinen viel zu verstehen. Trotzdem sollten Sie sie nicht mit zu vielen Details überfordern.

- Besonders Jugendliche haben heute fast alle Zugang zum Internet. Sie recherchieren und sind mit dem, was sie dort finden, häufig völlig überfordert. Internetinformationen können aber auch als „Brücke" für das Gespräch mit Eltern oder mit professionellen Fachkräften genutzt werden.

- Ein Gespräch mit dem Arzt kann Jugendlichen sehr helfen, den eigenen Kenntnisstand zu überprüfen und einzuordnen. Das gibt ihnen Sicherheit, und sie sorgen sich weniger.

- Wenn Sie Alleinerziehend sind und der andere Elternteil nicht verfügbar ist, helfen Sie Ihrem Kind, wenn sie ganz konkret die Sorge Ihres Kindes, plötzlich ganz alleine da zu stehen, ansprechen und mit ihm konkrete Lösungen überlegen, auch wenn keine aktuelle „Gefahr" auf ein fortschreiten der Erkrankung besteht.

- Ist der Elternteil erkrankt, der die Versorgung der Kinder primär übernommen hat, fallen für die Kinder wichtige „Funktionen" aus. Das bedeutet einen großen Verlust für Ihr Kind und sollte angesprochen werden. Kinder und Jugendliche machen sich sehr schnell Sorgen darüber, was ein „Ausfall" für ihr zukünftiges Leben bedeuten kann.

Fehlendes Wissen führt dazu, dass Jugendliche ziemlich rasch im Internet mit den dürftigen Informationen, die sie evtl. haben, recherchieren. Die Ergebnisse, die so dort finden, sind dann möglicherweise falsch, irreführend und schüren Ängste, da gerade Berichte von Betroffenen sich eher auf negativ Erlebtes fokussieren. Besprechen Sie, was seriöse Informationsquellen, beispielsweise der Deutschen Krebsgesellschaft, der Deutschen Krebshilfe und des Krebsinformationsdienstes sind und was nicht. Dies gilt natürlich auch für sie selbst.

Sagen Sie Ihrem Kind, dass sie aus den oben genannten Gründen eher vorziehen, selbst gefragt zu werden oder ein Gespräch mit dem Arzt oder Psychoonkologen organisieren, der genau zu Ihrem Krankheitsbild verlässliche Informationen geben kann.

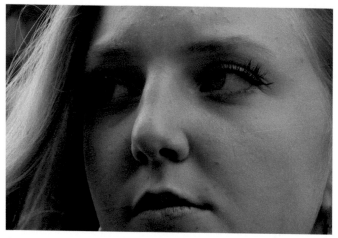

© Angela Horwitz 2021, mit freundlicher Genehmigung

Das sollten Jugendliche nach einem Gespräch wissen:

- Das Krankheitsbild sollte verstanden sein.
- Die folgenden Behandlungsschritte sollten erklärt worden sein.
- Der voraussichtliche Behandlungszeitraum sollte inclusive geplanter Rehabilitationsmaßnahmen abgesteckt sein.
- Veränderungen im Alltag sollten genau benannt werden, auch die der mittelfristigen Zukunft.
- Bei Jugendlichen mit nur einem verfügbaren Elternteil sollten die Ängste der Jugendlichen, möglicherweise plötzlich ganz alleine da zu stehen, konkret angesprochen werden. Ein Jugendlicher in dieser

Situation braucht dringend die Möglichkeit, seine schlimmsten Befürchtungen zu benennen. Um Mutter oder Vater nicht zusätzlich zu belasten, thematisieren Kinder und Jugendliche diese Sorgen meist nicht von selbst. Daraus resultierend sollten konkrete Hilfsangebote erarbeitet werden.

In Beratungsgesprächen werde ich von Betroffenen immer wieder gefragt, wie es anderen Familien damit geht, wenn ein Elternteil plötzlich eine Krebsdiagnose erhält. Sie möchten wissen, wie andere Familien mit einer solchen Situation umgehen, wie sie die Situation verarbeiten und wie sie ihre Kinder mit einbeziehen oder auch nicht. Aus diesem Grund werde ich im folgenden Abschnitt diese Fragen aufgreifen.

4

Diagnose Krebs

Die Diagnose Krebs erschüttert Patienten meist bis ins Innerste. Das trifft in erster Linie das Leben des Erkrankten. *„Ich dachte, vor mir tut sich die Erde auf und ich stürze ins Bodenlose",* so beschrieb es auch eine junge Frau, bei der in der Stillzeit, ihr Baby war gerade erst drei Monate alt, die Diagnose Brustkrebs gestellt wurde. Fassungslosigkeit, Verzweiflung, Trauer oder Wut auf ein ungerecht empfundenes Schicksal sind nicht selten Reaktionen und Gefühle, die Patienten in einer solchen Situation beherrschen. Gedanken drehen sich im Kopf wie ein Karussell und können kaum gestoppt werden. Sie wechseln sich häufig ab mit pragmatischen Herangehen an die Situation, mit Kampfesgeist und der Hoffnung, dass *„…es schon nicht so schlimm werden wird, dass man das alles schon wieder „hinbekommt",* wie auch diese Patientin. Wie auch immer die Gefühle sind: Sie sind anstrengend und erfordern von den Betroffenen viel Energie. Vor allem Mütter und Väter, die noch schulpflichtige Kinder haben,

© Der/die Autor(en), exklusiv lizenziert durch Springer-Verlag GmbH, DE, ein Teil von Springer Nature 2022
B. Senf, *Wie sage ich meinem Kind, dass ich Krebs habe?*
https://doi.org/10.1007/978-3-662-64607-6_4

beschäftigt schnell die quälende Frage, ob sie die Kinder noch aufwachsen sehen werden und ob sie sie auf ihrem Weg ins Leben begleiten können. Es tauchen Gedanken und Bilder auf, die das ganze Leben von jetzt auf gleich infrage stellen können.

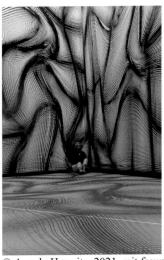

© Angela Horwitz 2021, mit freundlicher Genehmigung

In diesem Moment der Erstdiagnose wird die Möglichkeit einer psychoonkologischen Begleitung oft nicht wahrgenommen. Das hängt zum einen damit zusammen, dass der ärztliche Befundübermittler im Rahmen der Diagnoseeröffnung den psychoonkologischen Bedarf nicht erkennt oder in seiner Bedeutung zu erklären vermag. Zum anderen damit, dass der Betroffene durch die Krebsdiagnose regelrecht geschockt und nicht in der Lage ist, die Dinge momentan für sich in richtiger Bedeutung einzuordnen.

Sehr oft wird im Nachgang von Patienten berichtet, dass die Situation der Befundübermittlung und Erstaufklärung *„Wie ein Film an einem vorbei gegangen sei, an dessen Handlung man sich kaum noch erinnern kann".*

Hinzu kommt auch, dass Betroffene oft zunächst denken, die krisenhafte Lebenssituation auch alleine kontrollieren und bewältigen zu müssen. Und nicht zuletzt denken noch immer viele Menschen, dass Hilfe in Anspruch nehmen bedeutet, man sei schwach, nicht leistungsfähig, psychisch krank oder gar verrückt. Fachlich geschaut ist das schlichtweg falsch: Der speziell ausgebildete Psychoonkologe bietet ein Gespräch an, um den Betroffenen Hilfen zu vermitteln, wie er das „schwankende Boot in krisenhafter Lage" wieder selber in den Griff bekommen kann, wie er selbst wieder steuern kann

Frau Dr. Barth (siehe Danksagung) drückte es einmal so aus: „Psychoonkologie ist für mich, dass mir jemand die Hand reicht und kräftig daran zieht, wenn ich bis zum Hals im Schlamm stecke". Es reicht nicht, nur die Hand zu reichen.

Das folgende, etwas ausführlichere Fallbeispiel illustriert eine Situation, wie sie im klinischen Alltag häufig vorkommt. Es soll eine Vorstellung vermitteln, wie eine psychoonkologische Beratung in einer Krisensituation realisiert werden kann und welche emotionalen Reaktionen auftreten könnten.

4.1 In mir ist eine Welt zusammengestürzt

Frau S. ist 43 Jahre alt, als bei ihr die Diagnose Brustkrebs gestellt wird. Sie ist beruflich selbständig und sehr erfolgreich. Der Ehemann ist als Arzt in einer Gemeinschaftspraxis tätig. Die zwei Töchter sind neun und fünf Jahre alt. Die Patientin ist ihr Leben lang gewohnt, alles selbständig zu managen. „Ich habe in meinem Leben immer alles unter Kontrolle gehabt", wird sie mir später erzählen. Hilfe anzunehmen kam ihr schon immer merkwürdig vor. Dies habe sie als älteste von drei

Kindern auch nie gelernt. Ein Gespräch mit einer Psychologin, nachdem die Diagnose gestellt war, lehnte sie rundweg ab. „Ich habe Krebs, verrückt bin ich deshalb noch lange nicht", raunzte sie die behandelnde Ärztin im Brustzentrum an. Sie fühlte sich durch das Angebot fast beleidigt, erzählte sie später. Frau S. ging, so erzählte sie später im Gespräch mit mir, die „Sache" tatkräftig an. Vor der OP habe sie keine Angst gefühlt. Sie sei nur sehr ruhelos gewesen und habe nicht schlafen können.

Frau S. wurde operiert. Einige Stunden, nachdem sie aus der Narkose erwacht war, befiel Frau S. ein zunehmendes Angstgefühl: „Was soll ich denn nur den Kindern sagen? Die sind doch noch so jung. Sie können das doch gar nicht verstehen. Was passiert mit den Kindern, wenn ich jetzt sterbe?". Der Gedanke ließ die Mutter nicht mehr los und mündete in verschiedenen Katastrophenszenarien. Die Gewissheit, dass der Vater der Kinder da war, beruhigte sie nicht. Die Angst, an ihrer Brustkrebserkrankung in kürzester Zeit zu sterben und ihre Kinder alleine zurück lassen zu müssen, wuchs sich zu einer ausgeprägten Panikattacke aus. Frau S. begann zu schwitzen, der Puls raste, die Hände zitterten, sie rang nach Luft und hatte panische Angst zu ersticken. Endlich klingelte sie nach der Pflegerin, die eine nach Luft ringende, weinende und vor Angst zitternde Patientin vorfand. Die Pflegerin rief mich mit den Worten an: „Bitte kommen Sie ganz schnell, wir brauchen eine Krisenintervention."

Nachdem ich mich Frau S. vorgestellt und einen Kontakt zu ihr aufgebaut hatte, wandte ich zunächst „Methoden" aus der psychologischen Krisenintervention an. Das oberste Ziel für mich war selbstverständlich, der Patientin aus der Panikattacke heraus zu helfen. Hierzu musste zunächst die Atmung der Patientin beruhigt werden, damit sich die Angst zu ersticken, legen konnte. Nachdem dies gelungen war, erklärte ich Frau S., dass viele Betroffene im Laufe der Erkrankung solche oder ähnliche Gefühlseskalationen erleben. Dies bedeutet ganz sicher nicht, dass sie jetzt verrückt würde. Im Gegenteil: Körper und Seele schlagen Alarm, da der Druck (der negative

Stress) zu groß geworden ist, da er kein Ventil gefunden hatte.
Übersetzt teilen diese Gefühle mit: „Kümmere Dich um deine
Seele, um deine Gefühle und Bedürfnisse und lerne vor allem,
dass Du nicht alleine krank bist und nicht alleine alle Gefühle
aushalten musst". Der übermäßige Druck bei Frau S. wurde,
wie bei vielen Betroffenen, durch das Gefühl ausgelöst, keine
Kontrolle mehr über die eigene Lebenssituation zu haben. Wir
Menschen, so erklärte ich der Patientin, brauchen für unser
seelisches Gleichgewicht das Gefühl, dass wir uns und unsere
Lebensumstände steuern können. Bildlich gesprochen brauchen
wir das Gefühl, die Zügel in den eigenen Händen zu halten
oder das Boot selbst zu rudern. Dieses Bedürfnis ist natürlich
bei uns unterschiedlich stark ausgeprägt. Geht dieses Gefühl
verloren, so löst das gerade bei Menschen, die normalerweise
großen Wert auf Unabhängigkeit legen und vieles selbstver-
antwortlich managen, große Angst aus. Hinzu kommt dann,
dass die Perspektive sehr eingeengt wird auf mich als Person, als
Individuum. Meine Gedanken, meine Gefühle, meine Fragen.
Auch wenn sich diese um die Familie drehen, bleibt diese oft
ausgeklammert. Das Familiensystem, das natürlicherweise mit-
belastet wird, aber auch hilfreich sein könnte, gerät als Hilfe-
system völlig aus dem Blick.

Emotionaler Stress löst Anspannung und Erregung aus. Der Körper ist in höchster Alarmbereitschaft. Wenn der Stress nicht oder nicht ausreichend abgebaut werden kann, eskaliert er und kann sich in diffusen oder konkreten Angstanfällen (Panikattacken) mit allen körperlichen Merkmalen, die dazu gehören bemerkbar machen: Der Puls beginnt zu rasen, das Herz schlägt immer schneller, die Atmung wird flach und engt sich ein, die Hände zittern, der Körper schwitzt, es entwickelt sich manchmal Todesangst, die Angst, zu ersticken. Die Schultern ziehen nach oben und spannen sich an. Sie sollten wissen, dass diese Reaktion viele Menschen in Ausnahmesituationen erleben. Das ist kein Anzeichen dafür, dass Sie verrückt werden, sondern dass Ihre Seele Alarm schlägt. Nehmen Sie die beschriebenen Anzeichen wahr und ernst.

Wenn irgend möglich gehen Sie umgehend an die frische Luft und gehen/laufen Sie. Stresshormone werden durch Bewegung abgebaut. Wenn Sie nicht nach draußen können, versuchen sie sich irgendwie zu bewegen, egal wo Sie sind. Auch mit beiden Händen kraftvoll gegen eine Wand drücken oder mit den Füßen gegen das Ende vom Bettgestell, hilft. Die Schultern nach unten nehmen, entspannen, in den Bauch atmen. Selbstberuhigende Gedanken aussprechen. Z. B. „Auch wenn ich jetzt eine schwere Stressreaktion habe, ich werde mich wieder beruhigen, es ist alles in Ordnung, es ist normal, dass ich so reagiere. Mein Körper sagt mir: Kümmere dich um Deine Seele."

Diese Informationen beruhigten Frau S. In dieser Erklärung fand sie sich wieder. „Das ist eine vernünftige Erklärung für das Gefühlschaos in mir, das beruhigt mich wirklich." Im weiteren Gespräch war es der Patientin möglich, das auszusprechen, wofür sie die letzten Wochen keinerlei Worte fand: „In mir ist mit der Krebsdiagnose eine Welt zusammengebrochen. Ich bin in einen Abgrund gerutscht und wollte es einfach nicht wahrhaben, was da mit mir passiert. Krebs, das kriegen die anderen, nicht ich. Ich habe mich immer gesund ernährt, gehe dreimal die Woche zum Sport, depressiv bin ich auch nicht und „Nein" sagen kann ich auch. Also wieso sollte ich Krebs bekommen? Dass ich solche Angst empfinden könnte, solch eine Panik habe, meine Kinder vielleicht zurücklassen zu müssen, das passte einfach nicht zu mir. Ich hätte mir das niemals ausmalen können." Mit diesem Chaos in sich isolierte Frau S. sich zunehmend, sprach weder mit ihrem Mann und schon gar nicht mit ihren Kindern. Professionelle Hilfe anzunehmen war noch undenkbarer.

Frau S. äußert hier, u.a., was wir eine „subjektive Krebstheorie" nennen, d. h. eine persönliche Annahme, warum Krebs entsteht. Dass Krebs beispielsweise etwas mit der Persönlichkeit zu tun hat, denken auch heute noch viele Menschen, leider auch Behandler. Die Theorie einer Krebspersönlichkeit wurde von der Forschung schon vor vielen Jahren widerlegt.

Falls Sie sich selbst immer wieder mit der Frage nach dem „warum" und „warum ich" beschäftigen, sollten Sie den Hintergrund ihrer Fragen mit einem Psychotherapeuten/Psychoonkologen besprechen, der eine von der Deutschen Krebsgesellschaft anerkannte Weiterbildung in Psychoonkologie nachweisen kann. Hier können Sie einigermaßen sicher sein, dass seine Arbeitsweise auch dem wissenschaftlichen Standard entspricht und Ihre "warum ich"-Fragen klären hilft.

Frau S. nahm in der Folge und zeitlich versetzt fünf Gespräche in Anspruch, in denen Lösungswege entwickelt wurden. Die wichtigste Erkenntnis war hier: Ich bin nicht alleine krank. Meine Familie ist mitbetroffen. Wir sitzen alle in einem Boot und wenn wir nicht zusammen im Boot sitzen und zusammen rudern, rudert jeder in eine andere Richtung. Daher war der nächste Schritt, ein Paargespräch zu führen und für konkrete Fragen, die sie und ihren Mann bewegten, Lösungswege zu entwickeln. Eines der Themen war hier beispielsweise, ob man den Kindern wirklich sagen muss, dass die Krankheit „Krebs" heißt. Die Frage der Eltern war, ob es nicht genüge zu sagen, man sei krank. Zudem konnte das Thema Kontrolle und Kontrollverlust thematisiert werden. Frau S. entschied für sich, die Erkrankung zu nutzen, um hier eine Veränderung in Gang zu setzen. Sie wollte in kleinen Schritten üben, Hilfe von Freunden, aber auch von ihrem Mann anzunehmen und manche Verantwortlichkeiten abzugeben. Das Fazit von Frau S. nach der letzten Sitzung: „Das einzige, was ich bedauere ist, dass ich zu stolz war, mir umgehend nach der Diagnose Brustkrebs (psychoonkologische)Hilfe zu holen. Aber ich musste wohl erst in den Abgrund rutschen. Ich verspreche Ihnen, das passiert mir nicht noch mal."

Diese konkrete Fallgeschichte liegt nun Jahre zurück. Ich traf die ehemalige Patientin auf dem Wochenmarkt. Sie sah aus und wirkte auch wie das blühende Leben selbst. Frau S. erzählte, dass sie weiterhin mit Spaß berufstätig sei. Sie habe ihr Arbeitspensum jedoch um einiges zurückgeschraubt. Ihr

Mann habe sie darin unterstützt und sie sei dankbar, dass sie dies auch so annehmen konnte. Die Erfahrung der Krebserkrankung habe dazu geführt, dass sie die Prioritäten in ihrem Leben überdacht habe. Auch ihr Mann hatte sich an diesem Prozess beteiligt. Es wurde klar, dass das Wichtigste im Leben der Patientin ihre Kinder und ihr Mann waren. Durch den engagiert betriebenen Beruf war das vor der Diagnose Krebs sehr in den Hintergrund geraten. „An aller erster Stelle stehen meine Kinder und mein Mann. Das werde ich nie wieder aus den Augen verlieren. Das Leben kann so brüchig sein. Das weiß ich jetzt." Sie fühle sich rundum wohl, obwohl der Weg mit Diagnose und Behandlung kein einfacher Weg war. Ihre Angst habe sie nach einer Anregung aus den psychoonkologischen Gesprächen begonnen, als gute Freundin zu betrachten: „Holla, was ist plötzlich los? Was stimmt gerade nicht, was will die Angst mir sagen?" Anfangs sei ihr dies sehr schwergefallen, sie habe aber rasch gemerkt, wie schnell sie so den Themen auf die Schliche kam. Die Kinder von Frau S. haben die Zeit aus ihrer Perspektive, gut überstanden. Ein wenig schneller gereift, so die Patientin, als Kinder, die keine solche Erfahrung gemacht haben. Sehr kompetent in Sachen Krankheit und Körper seien sie auch geworden. Der Sohn habe ein Praktikum im Krankenhaus gemacht und wolle Medizin studieren. Die Tochter möchte auf alle Fälle in einem „helfenden Beruf" arbeiten. Wir verabschiedeten uns mit der Aussage von Frau S.: "Brauchen tut man eine solche Krankheit nicht Frau Senf, aber nutzen, wenn sie nun mal da ist, das war schlau, denke ich."

Soweit zur Fallgeschichte von Frau S., die in mehrfacher Hinsicht keinen Einzelfall darstellt. Gefühle und Reaktionen wie:

- unmittelbar aufsteigend große Angst, in sehr kurzer Zeit an der Erkrankung sterben zu müssen
- Angst, die Kinder nicht mehr aufwachsen zu sehen
- völlige Panik, was jetzt alles auf einen zukommen wird

- Konzentration bis zur Einengung auf die eigene Gedanken- Gefühls- und Erklärungswelt
- das Familiensystem wird nicht mit deren Sicht auf die Dinge einbezogen
- Vorbehalte im Hinblick auf die Inanspruchnahme psychologischer und/oder psychoonkologischer Unterstützung

kommen häufig vor und werden psychoonkologisch als normale Reaktion auf eine alles andere als normale Situation verstanden. Das bedeutet jedoch keinesfalls, dass sie keiner Unterstützung bedürfen.

Aus meiner ganz persönlichen Perspektive als Psychologin und Psychotherapeutin, aber auch als betroffene Angehörige kann ich prinzipiell die Vorbehalte, bei einer primär körperlichen Erkrankung einen Psychologen zur Unterstützung hinzuzuziehen, gut verstehen. Gegen die Berufsgruppe der Psychologen und Psychotherapeuten sind in unseren Breitengraden, ganz anders als beispielsweise in den USA, Vorbehalte noch immer sehr verbreitet. Darüber hinaus können sich auch viele Betroffene nicht vorstellen, wie ein Psychologe in einer Situation helfen kann, in der doch „nur" der Körper betroffen ist. So äußern auch viele Patienten auf die Frage, ob sie schon bei Diagnosestellung psychoonkologische Beratung in Anspruch genommen haben: *„Nein, ich hatte für meine Seele keine Zeit. Ich musste erst mal die OP und die Behandlung hinter mich bringen".* Da stellt sich die Frage, warum wir Menschen uns als eine funktionspflichtige Maschine sehen und ausklammern, was uns doch im Kern ausmacht: unser Geist und unsere Seele und das Zusammenwirken von Körper, Geist und Seele.

So nachvollziehbar diese Gedanken sind, so bedauerlich ist es, dass sich Patienten gerade für diese enorme Stresssituation keine Unterstützung gönnen. Es stürzen ja in aller Regel tausend Fragen auf die Betroffenen und ihre

Familien ein. Da ist es erleichternd und tut gut, jemanden zu haben, der hilft, die Fragen nach Wichtigkeit zu sortieren, wie es die schon erwähnte Frau Dr. Barth einmal formulierte. Was drückt momentan am meisten, was liegt sozusagen ganz oben auf dem Stapel. Der Mensch bildet eine Einheit von Körper, Geist und Seele. Das wissen die Meisten und würden dieser Aussage auch prinzipiell zustimmen. Dennoch handeln sie in Krisensituationen oft nicht entsprechend. So auch Frau S. Die von der Patientin beschriebene Angst ist bei nahezu allen Eltern anzutreffen und je nach Familiengeschichte unterschiedlich stark ausgeprägt. Nachdem die Patientin ihre „Geschichte" erzählen konnte, wurde es möglich, Sorgen, Ängste und Bedenken zu sortieren und die zum Teil diffuse Angst in handhabbare „Happen" zu zerlegen. Solche Konkretisierungen helfen, Übersichtlichkeit herzustellen. Gefühle stürzen nicht mehr auf die Betroffenen ein. Der Mensch beruhigt sich und wird wieder handlungsfähig.

So konnte nun konkret mit der Patientin besprochen werden, was in den nächsten Tagen für sie wichtig war. Unerlässlich war es, einen sogenannten Notfallplan gegen eskalierende Angstgefühle zu entwickeln. Hilfreich in solchen Situationen sind Kenntnisse darüber, wie dieser individuelle Körper unter Stress reagiert und was man dann dagegen tun kann.

Mit die wichtigste Erkenntnis ist, und das kann nicht oft genug angesprochen werden: Krebs hat man als Erfahrung nicht alleine. Die ganze Familie und das System drum herum ist davon tangiert, mitbetroffen, involviert, ob man will oder nicht. Eine individualisierte Sichtweise im Sinne: *„Ich muss damit alleine klarkommen"*, hilft in den seltensten Fällen. Sie führt erfahrungsgemäß zu viel Kummer und Stress bei allen Beteiligten. Darüber hinaus verbaut man seiner Familie, ohne dies auch nur im Entferntesten zu beabsichtigen, die stufenweise Verarbeitung der Situation und die Entwicklung von Krisenkompetenz.

Die nächsten Kapitel beschäftigen sich daher jeweils mit der Sichtweise der Eltern, mit dem Blick auf die Kinder und im Hinblick auf das System Familie.

5

Fragen, Themen und Bedenken von Eltern

Leon ist sechs Jahre alt, als er mit dem Vater zu einem Beratungsgespräch kommt. Die Mutter von Leon liegt seit einiger Zeit in der Klinik. Ihr geht es nicht besonders gut. Die Behandlung macht ihr Probleme, mehrfach musste sie als sogenannter „Notfall" stationär aufgenommen werden. Die Diagnose Krebs wurde zwei Jahre zuvor gestellt, da war Leon also vier Jahre alt. Die Patientin wollte auf gar keinen Fall, das Leon erfährt, dass sie an Krebs erkrankt war. Leons Vater fand diese Entscheidung seiner Frau nicht gut, wollte sich aber nicht mit seiner Frau darüber auseinandersetzen, sie nicht belasten. Dies führte allerdings zu einer Reihe von Situationen, in denen er Leon anlügen musste. Dies wiederum belastete Leons Vater immer mehr und auch die Beziehung zwischen dem Ehepaar litt darunter. Der Anlass für das Erstgespräch waren Leons Wutausbrüche, die sich häuften. „Er hört überhaupt nicht mehr auf mich und fängt dann ohne Grund an zu weinen. Nun spricht er plötzlich kaum noch und hält sich immer den Mund zu. Ich kann *mir keinen Reim darauf machen. Können Sie mir erklären, was mit Leon los ist? Kann es sein, dass es mit der Krankheit seiner Mutter zusammenhängt?"*

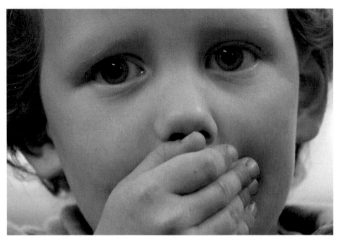

© Angela Horwitz 2021, mit freundlicher Genehmigung

Nachdem ich mit den Eltern den Beratungskontext klären konnte, stimmte auch Leons Mutter einem Gespräch zu. Leons Verhalten war auch in diesem Beratungskontext sehr auffällig. Es war kaum zu übersehen, dass er enorm unter Stress stand. Es dauerte lang, bis er sich auf die Situation und auf mich einlassen konnte. Nach einer Weile fragte ich Leon, ob er wisse, was seine Mama hat. Wie aus der Pistole geschossen kam: „Scheiß Krebs". Auf die Frage, ob Mama oder Papa ihm dies gesagt habe begann er zu kichern und sagte: „Nein, ich habe gelauscht, ganz heimlich, Papa hat nichts gemerkt".

Ich fragte Leon, ob er einfach mal an die Flip Chart gehen und den Krebs einmal so, wie er ihn sich vorstellt, zeichnen möchte. Leon sprang sofort vom Schoß seines Vaters auf und begann unmittelbar seine Mutter und den Krebs zu zeichnen. Nach ca. 1,5 h war ein wichtiges Rätsel gelöst: Leon sah seine

Mutter, wenn sie schlief, häufig mit offenem Mund. Seine Vorstellung war nun, dass die Krebszellen durch den Mund in den Körper wandern und ihn dann krank machen. Er entwickelte eine panische Angst, dass nun auf diesem Wege der Krebs auch in seinen Körper kommen und ihn krank machen würde. Er müsse dann sterben, so seine Überzeugung. Aufgrund des „Redeverbots" innerhalb der Familie konnte er sich keinem mitteilen und wurde immer verzweifelter und wütender.

Oft melden sich Eltern mit der Bitte, ich solle bitte schauen, ob es ihrem Kind soweit gut gehe oder ob es irgendwie auffällig sei. Ich verstehe dieses Anliegen als Sorge um das betreffende Kind, darüber hinaus auch als ein Bedürfnis nach Entlastung. Das sich Kümmern um die Kinder unter dem Eindruck der Krebserkrankung wird häufig als zusätzlich sehr herausfordernd und manchmal auch als belastend erlebt. Es stürmen so viele Fragen, Ängste und ganz praktische Anforderungen auf Betroffene ein, dass sie oft nicht mehr wissen, wo Ihnen buchstäblich der Kopf steht und wie sie das alles bewältigen sollen. Die Fragen, die sich Eltern stellen, die Themen und auch die Bedenken, mit denen sie sich auseinandersetzen, beginnen in der Regel mit dem Erhalt der Diagnose. Manchmal, beispielsweise wenn sich Untersuchungen lange hinziehen und noch nicht klar ist, ob dem betreffenden Elternteil eine Krebsdiagnose gestellt wird, stellen sich die Fragen auch schon zum Zeitpunkt einer Verdachtsdiagnose. *„Was mache ich, wenn…?" „Wie soll ich mich dann meinen Kindern gegenüber verhalten?"*

Der nächste Abschnitt versucht, Antworten zu geben und Ideen zu vermitteln, wie Sie mit einer bestimmten Situation, die Eltern typischerweise beschäftigen, umgehen können. Bitte beachten Sie bei den Informationen und Tipps immer, dass Sie Ihr Kind am besten kennen. Verlassen Sie sich auf Ihr Gefühl, wenn grundsätzlich klar ist, dass Sie offen mit Ihrem Kind sprechen wollen. Wenn Sie unsicher sind, fragen Sie Menschen um Rat, die sich mit diesen Problemen auskennen und bitten Sie diese um eine Einschätzung.

5.1 Soll ich mit meinem Kind über die Krankheit sprechen?

Frau Z. ruft mich an. Sie sagt, sie weiß nicht, wo ihr der Kopf steht. Sie habe gerade erfahren, dass sie Eierstockkrebs habe. „Das geht doch nicht, oder??? Das kann doch einfach nicht sein. Ich habe doch nichts falsch gemacht ???, ich lebe seit Jahren total gesund. Was mache ich denn jetzt? Mein Mann hat gerade die Kinder abgeholt. Ich habe drei süße Kinder, die sind unfassbar toll. Jana ist gerade erst zwei geworden. Sie ist noch so klein. Ich kann den Kindern doch jetzt nicht sagen, dass ich Krebs habe, auf keinen Fall. Das kann ich nicht. Das würde sie in Todesangst stürzen. Das muss ich doch auch nicht, oder?" Frau Z. ist „außer sich", nicht „in sich", fühlt sich völlig konfus. Sie kennt sich so nicht, das macht ihr zusätzlichen Druck und Angst. Das Entsetzen ist ihr durch das Telefon anzumerken. Ich frage Frau Z., ob sie mir jetzt einfach vertrauen und meinen Vorschlägen Folge leisten kann. Da sie dies bejaht bitte sie, sich die Schuhe auszuziehen, sich hinzustellen, zunächst einige Minuten mit den Füßen aufzustampfen und tief in den Bauch zu atmen. Ich atme so mit ihr mit, dass sie es hören kann. Diese Intervention wählte ich, um Frau Z. zu helfen, Stresshormone abzubauen damit sie sich wieder "geerdet" fühlt und Informationen, die ich ihr geben wollte, auch verarbeiten kann. Nachdem Frau Z. ruhiger geworden ist, bitte ich sie, mir einfach erst einmal „alles" zu erzählen. Frau Z. beginnt zu berichten, unterbrochen von meinen „Sachfragen" wie es zur Diagnosestellung kam. Die Lenkung auf Sachfragen, nachdem das Gefühlschaos „Raum" hatte, sich auszudrücken, wirkt weiter beruhigend. Es ist nicht schwierig, sich vorzustellen, dass die Kinder von Frau Z. auf das Befinden ihrer Mutter ebenfalls mit einem hohen Angstpegel reagieren würden, sofern sie keine für sie plausible Erklärung bekämen.

> Es gibt viele „Erste-Hilfe-Techniken", die man anwenden kann, um aus einer enormen Stress- und Angstreaktion herauszukommen. Elementar wichtig, um wieder handlungsfähig zu werden, ist die Beruhigung der Atmung und die Verwurzelung mit dem Boden, der Erde. Wir müssen in einer solchen Situation sprichwörtlich wieder Boden unter die Füße bekommen.

Muss ich also mit meinen Kindern über die Krankheit sprechen? Die Antwort heißt ganz eindeutig „Ja"! Nicht nur die Erfahrungen aus der Praxis, sondern auch die Ergebnisse von Studien belegen eindeutig, dass das Verschweigen eines so wichtigen Einschnittes in das Familienleben die Kinder nachhaltig negativ beeinflussen kann. Kinder krebskranker Eltern können zwar beachtliche Fähigkeiten in familiären Krisensituationen entwickeln, sie gelten aber auch als Risikogruppe im Hinblick auf die Entwicklung psychischer und psychiatrischer Störungen.

Die Belastung der Kinder steigt vor allem dann an, wenn sie über das, was in der Familie passiert, nicht oder nur dürftig oder gar falsch informiert werden. Studien belegen, dass selbst „gesunde" Eltern die seelische Belastung ihrer Kinder systematisch falsch einschätzen. Sie stufen das Wohlbefinden ihrer Kinder deutlich besser ein, als die Kinder dies selbst tun. Auch im Rahmen einer Krebserkrankung oder einer anderen schwierigen Situation in der Familie neigen Eltern dazu, das Befinden ihres Kindes falsch positiv einzuschätzen. So ergab eine Studie mit 89 Kindern und Jugendlichen, welche die elterliche Wahrnehmung und die kindliche Selbsteinschätzung miteinander verglichen, eine hohe Diskrepanz: Die psychische Anpassung der Kinder wurde von den Eltern als „unauffällig" beschrieben, während die Selbsteinschätzung der Kinder deutlich erhöhte Werte für Angst und Depressivität ergab. Diese Fehleinschätzung dient sicher zum Teil dem eigenen Schutz. Wenn man als Elternteil selbst in einer schwierigen Situation ist und sich in diesem Rahmen noch viele Gedanken macht, wie das eigene Kind die Situation wohl verarbeitet, so ist das eine zusätzliche Herausforderung.

Mit diesen Informationen soll keinesfalls Druck aufgebaut oder verstärkt werden. Es geht vielmehr darum, Wissen zu vermitteln, wie man mit Kindern in einer solchen Situation sprechen kann. Viel Kummer und mögliche Fehlentwicklungen können so vermieden werden (siehe auch die persönlichen Fallberichte am Ende des Buches).

5.2   Belaste ich mein Kind nicht unnötig, wenn ich es über die Erkrankung aufkläre?

Um auf diese Frage direkt zu antworten: Wenn „belasten" bedeutet, dass Ihr Kind auf die Nachricht möglicherweise erschrocken, traurig oder beunruhigt reagiert, heißt die Antwort: Wahrscheinlich ja, unnötig eindeutig „Nein".

Viele Eltern, vor allem auch die ältere Großelterngeneration fragen sich, ob sie ihr Kind/Enkelkind nicht unnötig belasten, wenn sie mit ihm über die Krankheit sprechen. *„Vielleicht bekommt mein Kind gar nicht so viel mit, vielleicht mache ich damit alles nur noch schlimmer"*, meinten Herr und Frau W. im Beratungsgespräch. Je jünger Kinder sind, desto eher neigen Eltern dazu, ihre Kinder nicht zu informieren. Verschiedene Studien dokumentieren eindrücklich, dass über die Hälfte der Eltern ihren Kindern unter fünf Jahren die Krankheit verschweigen möchten. Einer der Hintergründe ist, dass

Eltern sich unsicher fühlen, weil sie nicht wissen, wie sie dem Kind vermitteln sollen, dass sie an Krebs erkrankt sind und wie sie mit den Gefühlen der Kinder umgehen sollen.

Sicher ist: Ihr Kind wird reagieren und Sie können es vor der Realität Ihrer Erkrankung – man könnte auch sagen, vor den Realitäten des Lebens – nicht beschützen. Kein Kind ist zu jung, um mit einer Tatsache seines Lebens konfrontiert zu werden, die unausweichlich ist. Ihr Kind wird vielleicht traurig und ängstlich sein. Es wird möglicherweise weinen. Auch scheinbares Desinteresse, Ärger oder Aggressivität sind Reaktionen, die denkbar sind und von Eltern immer wieder berichtet werden. Manche Kinder halten sich die Ohren zu, laufen aus dem Zimmer oder beginnen, zu schnell zu atmen. Dabei sind die Reaktionen sehr von der Persönlichkeit und dem Temperament der Kinder mitbestimmt und von dem, wie insgesamt die Stimmung und Kommunikation zu Hause ist. Alle denkbaren Gefühlsreaktionen sind also möglich und auf den Schreck, der die Krebserkrankung auch für Kinder bedeuten kann, zurückzuführen. Für Sie ist es wichtig zu wissen, wie unterschiedlich die Reaktionen sein können (siehe das Kapitel über die verschiedenen Altersstufen). So gelingt es Ihnen, sich ein wenig darauf einzustellen. Trösten Sie Ihr Kind, wenn es Trost braucht. Trösten Sie es so, wie Sie es sonst auch tun. Nehmen Sie Ihr Kind z. B. in den Arm, geben Sie ihm Raum für seine Gefühle, egal wie diese aussehen. Möglicherweise finden sie diesen Hinweis etwas übertrieben. Ich habe jedoch von so vielen Eltern die Frage gehört: *„Ja, und was mache ich dann, wenn mein Kind weint?"*, dass ich es hier erwähne.

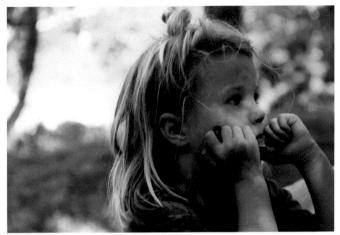

© Angela Horwitz 2021, mit freundlicher Genehmigung

Je jünger ein Kind ist, desto mehr ist die (Angst)Reaktion des Kindes von der Verfassung und der Angst der Eltern bestimmt. Gerade jüngere Kleinkinder und Kinder verfügen über kein konkretes Krankheitsverständnis. Sie können die Tragweite anhand der Fakten, ganz anders als ältere Kinder und Erwachsene nicht erfassen. Sie reagieren auf die Atmosphäre und die nonverbalen Signale der Eltern. Aus diesem Grund fragen gerade jüngere Kinder auch relativ rasch, ob Mama oder Papa dann sterben müssen. Je jünger also ein Kind ist, desto weniger Sorgen im Hinblick auf die Reaktionen des Kindes muss man sich prinzipiell machen. Auch die Beratungsgespräche mit jüngeren Kindern sind ungleich einfacher als mit älteren Kindern.

Des Öfteren laufen Kinder, wie oben beschrieben, einfach aus dem Zimmer, so der fünfjährige Julian, der gewohnheitsmäßig wegläuft, wenn er mit einer Situation nicht gut klar kommt und sich überfordert fühlt. Gehen Sie in einem solchen Fall Ihrem Kind hinterher und sagen Sie ihm, dass Sie sich vorstellen können, dass es beispielsweise erschrocken ist oder Angst bekommen hat.

Beruhigen Sie das Kind, indem Sie z. B. sagen: *„Ja, ich war auch ganz erschrocken. Das ist ja auch ganz normal, oder meinst du nicht? Ich denke, es wäre ganz seltsam, wenn man von einer Krankheit wie Krebs erfährt und sich nicht erschrecken würde."* Geben Sie auch Ihren Gefühlen Raum. Manchmal machen sich Eltern Sorgen, weil ihre Kinder so gar keine Gefühlsreaktionen zeigen:

„Ich finde das sehr seltsam," so eine Mutter im Gespräch, *„Sonja tut so, als wäre gar nichts. Sie fragt auch überhaupt nichts. Ich glaube, ihr ist das irgendwie egal, dass ich Krebs habe. Irgendwie bin ich enttäuscht von ihr. Ein bisschen Mitgefühl habe ich schon erwartet."* Auf meine Frage, wie sie selbst und ihr Mann denn mit ihren Gefühlen umgehen, schaute mich die Patientin verwundert an, stockte etwas und sagte: *„Sie haben ja recht. Ich zeige ja auch überhaupt nicht, wie es mir geht und mein Mann genauso wenig."* Viele Eltern zeigen keine Gefühle, geben nichts von sich preis, versuchen stark zu sein, um ihr Kind zu schonen. Kinder lernen allerdings am Modell, also an Ihnen. Wenn Sie selbst mit Kraftanstrengung zu verheimlichen versuchen, wie es Ihnen geht, bekommt Ihr Kind das Signal, dass Vater oder Mutter Angst haben, sich zu zeigen. Oder sie möchten nicht, dass sie mitbekommen, wie es ihnen geht, also versuchen sie es auch. So beginnt die gegenseitige Schonung, die am Ende in gegenseitiger Belastung endet. Oft erlebe ich Eltern und Kinder dann in einem „kommunikativen Loch", aus dem sie ohne Hilfe von außen kaum noch herausfinden.

> Aus psychologischer und pädagogischer Sicht ist es für Kinder nicht zuträglich, sie vor den Realitäten des Lebens, die so tief in ein Familienleben hineinwirken, mit einem Verschweigen der Situation schützen zu wollen. Man schließt sein Kind aus einer elementar bedeutsamen Familienangelegenheit aus. Dies wirkt sich auf das Selbstwerterleben des Kindes in der Regel negativ aus (meine

Eltern trauen mir nicht zu, dass ich mit der Situation klar komme) und stört die Beziehung zu den Eltern, die elementar wichtig ist für den Aufbau einer stabilen und gesunden Persönlichkeit. Darüber hinaus nimmt man seinem Kind die Möglichkeit, die dringend notwendige Verarbeitungskompetenz und die Anpassung an die Situation zu entwickeln.

5.3   Muss ich das K- Wort wirklich nennen?

Viele Menschen, die an Krebs erkrankt sind, vermeiden es, das Wort „Krebs" auszusprechen, ganz unabhängig davon, ob Kinder involviert sind oder nicht. *„Wenn ich das K-Wort ausspreche, oder jemand anderes es ausspricht, erschrecke ich jedes Mal und dann geht es mir schlecht",* so *eine Patientin in einem Beratungsgespräch.*

Die Beschreibungen, die Eltern benutzen, lehnen sich oft an die Umschreibungen an, wie sie in der Medizin leider auch in Gesprächen mit Erwachsenen immer noch üblich sind, als da sind:

… etwas, was da nicht hingehört

… ein Gewächs

… eine Raumforderung

… ein Knubbel

… ein Tumor

… so etwas Ähnliches wie eine Zyste

… etwas Ähnliches wie eine Entzündung

… etwas Böses

… so ein kleiner Berg von bösen Zellen

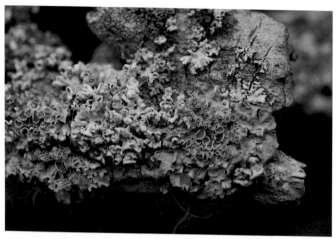

© Angela Horwitz 2021, mit freundlicher Genehmigung

Die Bedenken von Ihnen als Eltern, mit ihrem Kind offen zu sprechen und dies bedeutet, die Erkrankung genau zu benennen, sind prinzipiell ernst zu nehmen und das sollten Sie selbst als Betroffene auch tun. Warum überhaupt noch darüber nachdenken, wo doch die Empfehlung lautet, dass man unbedingt offen sprechen sollte?

Dies hat einen einfachen und dabei sehr wichtigen Grund: Bedenken sind eine wahre Fundgrube für den eigenen Umgang und die Auseinandersetzung mit der Erkrankung: „Inwieweit kann ich mich selbst mit meinen Fragen und Bedenken konfrontieren, sie konsequent „bedenken?"

> **Wichtig**
>
> Für viele Menschen bedeutet „stark" zu sein, keine Gefühle der Traurigkeit oder der Angst zu zeigen. Es lohnt sich darüber nachzudenken, ob man seinem Kind diese Haltung für sein Leben mitgeben möchte.

> Es ist meiner Erfahrung nach elementar wichtig, Ihr Kind auch an Ihrem Erleben teilhaben zu lassen. Nur so signalisieren Sie ihm, dass Gefühle zu zeigen o.k. ist und eine normale Reaktion auf diesen Schrecken. Versuchen Sie lediglich, zwischen den beiden Extremen, die Kinder gar nicht am eigenen Erleben teilhaben zu lassen oder Kinder an all Ihren Gefühlen teilhaben zu lassen, einen Mittelweg zu finden.

Oft haben betroffene Eltern unbewusst die Angst, dass mit dem Aussprechen des Satzes, „Ich habe Krebs" der Krebs erst richtig wahr wird und die Situation tatsächlich ernst ist. Auch haben Eltern öfter die Sorge, dass der mühsam aufgebaute Optimismus, das zeitweilige Bagatellisieren, das Verleugnen der eigenen Befindlichkeit wie ein Kartenhaus zusammenfällt, sobald vor dem eigenen Kind ausgesprochen wird: „Ich habe Krebs".

So kommentierte Frau K. nach einem genauen Überprüfen ihrer Bedenken, das Wort „Krebs" auszusprechen: *„Ich merke gerade, dass ich es bin, die Angst hat, das alles nicht zu verkraften. Angst, dass ich vielleicht sterben könnte, dass ich meine Kinder nicht mehr aufwachsen sehe und dass das alles hier ein großer Mist ist, und ich am liebsten nur laut schreien würde. Ich mag für mich selbst das Wort „Krebs" nicht aussprechen."*

Auch die Eltern der dreijährigen Suse und dem sechsjährigen Michael haben entschieden, ihren Kindern nicht zu sagen, dass die Krankheit der Mutter „Brustkrebs" heißt.

„Mein Mann, so Frau A. sagte ganz klar, dass wir den Kindern auf gar keinen Fall sagen werden, dass es Krebs ist. Das wäre völlig unnötig und die Kinder würden womöglich einen Schaden davontragen. Ich habe das genauso gesehen. Jetzt, wo Michael immer aggressiver wird, gar keine Grenzen mehr akzeptiert, bin ich unsicher geworden. War es doch falsch, wie wir uns verhalten haben?

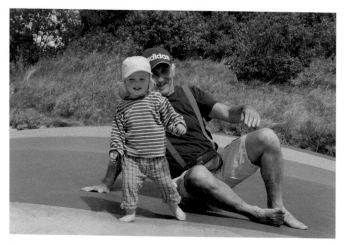

© Angela Horwitz 2021, mit freundlicher Genehmigung

Die eigenen Reaktionen, Gedanken und Gefühle auf die Situation kennen zu lernen, ist prinzipiell eine wertvolle Erfahrung für Sie selbst und Ihren Partner oder Partnerin. Sie sind jedoch auch eine wichtige Voraussetzung für Gespräche mit den Kindern. Ansonsten besteht die Gefahr, dass die eigenen Gefühle und Gedanken auf die Kinder übertragen, d. h. „projiziert" werden.

Wie schon Eingangs betont, sind für meine Kollegen und mich alle Bedenken, die sich auch aus speziellen Familienkonstellationen ergeben können, prinzipiell nachvollziehbar: Eltern wollen ihre Kinder instinktiv und intuitiv beschützen, Ihnen kein Leid antun und sie vor Kummer bewahren. Das entspricht einem mehr oder weniger natürlichen Schutzimpuls, den verantwortungsvolle Eltern für ihre Kinder haben und das ist gut und richtig so. Was im Blick auf das jeweilige Kind jedoch nicht mitbedacht wird, ist die Wahrnehmung von Kindern:

Kinder sind über viele Jahre, insbesondere aber in den ersten Lebensjahren vollständig auf ihre Eltern angewiesen. Die Eltern sind die Garanten ihres Lebens, ihrer Existenz. Sie entwickeln daher sehr feine Antennen für alles, was ihre Welt, ihre Sicherheit gefährden könnte. Kinder sind daher sehr hellhörig und bekommen deutlich mehr mit, als Erwachsene sich dies auch im Entferntesten vorstellen können. D. h. sie spüren sehr schnell, wenn etwas nicht stimmt. Auch Eltern merken ja häufig unmittelbar, wenn ihr Kind gedrückter oder aggressiver Stimmung ist.

Meist beziehen Kinder die Anspannung, unter der die Eltern stehen, auf sich. Viele Kinder glauben beispielsweise, dass sie etwas falsch gemacht haben oder sie machen sich Sorgen, dass die Eltern sich trennen wollen. Letzteres ist eine Erfahrung, die Kinder schon sehr früh im Freundeskreis oder der Kita mitbekommen. Kinder sind mehr noch als Erwachsene darauf angewiesen, sich beängstigende Stimmungen zu erklären und ihnen einen Sinn zu verleihen, der ihre Ängste reduziert. Fühlen Kinder hier ein Tabu, sind sie ihren Phantasien vollständig und alleine ausgeliefert und erhalten auf ihre Fragen keine Antworten. Dies verursacht erheblichen Stress. Wenn die Situation anhält, entwickeln sich Ängste, die sich auf sehr unterschiedliche Art und Weise äußern können.

Lena beispielweise, deren Vater an einem fortgeschrittenem Darmkrebs erkrankt war und deren Mutter die Schwere der Erkrankung bagatellisierte und Lena nicht sagen konnte, dass Ihr Vater fortgeschritten an Krebs erkrankt war, entwickelte schlimme Alpträume, die dazu führten, dass sie nicht mehr alleine ins Bett wollte. Auch das Licht sollte die ganze Nacht brennen. In ihren Träumen erschienen immer wieder Einbrecher, die sie und ihren Bruder umbringen wollten. Die immer häufiger auftretenden Alpträume waren der Grund, warum die Mutter schließlich zur Beratung kam.

5.4 Ich schaffe es nicht, mit meinem Kind über die Krankheit zu sprechen

Die Gründe, warum Eltern das Gefühl haben, sie könnten nicht mit ihren Kindern sprechen, sind vielfältig. Manchmal sind sie selbst noch so von der Diagnose gelähmt, dass sie das Bedürfnis haben, sich selbst erst einmal zu sortieren, und das ist wichtig und richtig so. Gar nicht so selten meldet sich in Eltern auch ihr eigenes „inneres Kind" und sie erleben sich selbst als kindlich, hilflos und überfordert. Sie hätten gern selbst gerade „innere Eltern", die ihnen helfen, sie stützen und sagen, was zu tun ist und dass alles gut wird. Wer könnte das nicht verstehen?

Manchmal gibt es Befürchtungen, dass Kinder mit der Diagnose Krebs „hausieren" gehen und dies als unangenehm empfunden wird, was ja ebenfalls gut nachvollziehbar ist. Häufig schon wurde mir berichtet, wie vor den Kopf geschlagen sich jemand gefühlt hat, weil ein Nachbar, zu dem man keinen engen Kontakt pflegt, die Krebserkrankung auf „offener Straße" und völlig unvermittelt angesprochen hat. Das ist besonders dann verständlich, wenn der Betroffene eine Person des „öffentlichen Lebens" ist wie z. B. Lehrer und Ärzte. Ein Gespräch mit den Kindern scheint dann oft noch unmöglicher. Aber auch die Unsicherheit, wie das Kind auf die Diagnose Krebs reagieren wird und wie man dann mit den Gefühlen der Kinder umgehen soll, lässt Eltern schweigen. Gerade Mütter haben vielfach das Gefühl, überhaupt nicht mit ihren Kindern sprechen zu können. Dahinter verbirgt sich oft die Angst, sich selbst nicht mehr unter Kontrolle zu haben, in Tränen auszubrechen und das Kind dadurch noch mehr zu belasten.

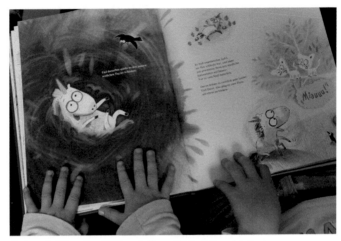

© Angela Horwitz 2021, mit freundlicher Genehmigung

Beispiel: Die Mutter der dreijährigen Saskia litt an einem weit fortgeschrittenem Brustkrebs. Saskia, die seit einem Dreivierteljahr keine Windel mehr benötigte, begann plötzlich wieder einzunässen. Nachts wurde sie oft weinend wach, am liebsten klammerte sie sich an Mamis Beine und noch lieber wollte sie auf den Arm genommen werden. Wie sich herausstellte, hatte die Mutter, wer könnte dies nicht nachvollziehen, es noch nicht übers Herz gebracht, ihrer Tochter zu erzählen, wie krank sie war und wie es um sie stand. Saskia litt offensichtlich immer deutlicher und die Mutter entwickelte immer mehr Schuldgefühle, die sie sehr belasteten. Im Beratungsgespräch konnte deutlich werden, dass sie dachte, sie müsse tapfer sein und vor allem positiv denken. Gedanken und Ängste, die Krankheit nicht zu überleben, versuchte sie mit aller Kraft wegzuschieben. Stark sein für ihr Kind und ihren Mann, war ihr sehr wichtig. Die Vorstellung, mit ihrem Kind zu sprechen, glich einem Horrorszenario. Sie sah sich in Tränen aufgelöst, unfähig ihre eigene Tochter zu trösten. Vor allem hatte sie Angst, dass sich all ihre mühsam unterdrückten Gefühle, vor allem ihre Angst zu sterben und ihr Kind alleine zurücklassen zu müssen, Bahn brechen würden. Nachdem Saskias Mutter – begleitet von vielen Tränen – es schaffte, ihre Todesängste in Worte zu fassen, führte sie im Beratungsgespräch ein fiktives Gespräch mit ihrer Tochter. Hier konnte die Mutter von Saskia spüren, dass sie die richtigen Worte fand und immer flüssiger sprechen konnte. Das nahm ihr Angst vor dem Gespräch und gab ihr Mut. Das tatsächliche Gespräch mit Saskia fand eine Woche später statt. Es war immer noch nicht leicht für die Mutter, mit Saskia zu sprechen, aber es hatte viel besser geklappt, als sie es sich zuvor vorgestellt hatte. Sie war wohl traurig, hatte auch etwas geweint, aber die Situation ihrem Gefühl nach ansonsten ganz gut „im Griff." Saskia reagierte aus Sicht der Mutter erleichtert und war in den folgenden Tagen deutlich weniger weinerlich und verhielt sich nicht mehr so anklammernd. Das machte der Mutter Mut, weiter offen mit ihrem Kind zu sprechen.

Falls Sie, aus welchem Grund auch immer, nicht mit Ihrem Kind sprechen können oder auch möchten, ist es sinnvoll, mit einer vertrauten Person oder auch mit einem Psychoonkologen zu überlegen, was an Unterstützung gut wäre. Diese Empfehlung klingt banal. Erfahrungsgemäß quälen sich Betroffene aber oft mit ihrer Unsicherheit, fühlen sich schuldig oder genieren sich einfach und nehmen daher keine Hilfe in Anspruch.

Oft ist es gut, eine Vertrauensperson, einen Freund oder eine Freundin, die Tante oder den Großvater, hinzuzuziehen. Es gibt darüber hinaus immer die Möglichkeit, sich an eine Beratungsstelle (siehe Serviceteil) oder den Psychoonkologischen Dienst der Klinik, in der man behandelt wurde, zu wenden. Völlig unabhängig davon, wer hier als vertrauenswürdig eingestuft wird, die betreffende Person sollte keine Angst vor dem Thema haben, offen und authentisch sein. Fachlich gute Informationen erhält man von Beratungsstellen, die sich auf das Thema „Kinder krebskranker Eltern" spezialisiert haben. Psychoonkologen können helfen herauszubekommen, was es im Einzelnen schwer oder unmöglich macht, mit dem Kind zu sprechen. Hier erfährt man auch, wo weitere Hilfe zu finden ist.

> Nehmen Sie sich Zeit, Ihre Bedenken zu klären! Ein Gespräch mit Ihrem Kind zu führen, wenn Sie innerlich noch nicht bereit dazu sind, ist auch auf den Rat von wem auch immer, erfahrungsgemäß eher ungünstig. Die Gespräche laufen dann oft genauso schlecht, wie Sie es sich vorgestellt haben.

Beispiel: Die Mutter des 10-jährigen Nikolas, Frau M., war fortgeschritten an Darmkrebs erkrankt. Ein Thema in den psychoonkologischen Beratungsgesprächen war, was sie ihrer Familie sagen solle. Sie mochte niemanden belasten und schon gar nicht Nikolas. Der sei noch viel zu jung und sie wolle ihm keine Angst machen. Ich sprach mit Frau M. ausführlich über ihre Befürchtungen und erklärte ihr, wie Kinder in Nikolas Alter oft reagieren, was hilfreich sei und was nicht. Frau M. brachte es dennoch nicht über ihr Herz, mit Nikolas zu sprechen. Ich hatte den Eindruck, dass die Patientin selbst das Wissen um ihr mögliches Sterben nicht zulassen konnte und wollte. Dies ist nur allzu verständlich und nachvollziehbar. Ich machte mir allerdings große Sorgen um das Familienleben und um Nikolas, akzeptierte aber die Entscheidung der Mutter. Ein aufgezwungenes Gespräch wäre sicher nicht gut gelaufen. Als sich die Krankheit verschlimmerte, bemerkte Frau M., dass es Nikolas psychisch immer schlechter ging. Er schlief nicht mehr gut, klagte dauernd über Kopfschmerzen und die Leistung in der Schule ließ spürbar nach. Nikolas Mutter nahm dann ein Beispiel, das ich ihr in einem früheren Gespräch geschildert hatte zum Anlass, um mit ihm zu sprechen. Jetzt war das Gespräch stimmig mit dem Krankheitsverarbeitungsprozess von Frau M. und sie konnte gut auf die Fragen ihres Sohnes reagieren. Auch hier zeigte sich, trotz der wirklich sehr traurigen Nachrichten, unmittelbar Entspannung im Verhalten von Nikolas.

6

Fragen und Themen der Kinder

Tanju war 12 Jahre alt, als er um einen Termin bat. Er kannte meine Kollegin und mich (wir führen Paar- oder Familiengespräch meist zu zweit) schon aus Familiengesprächen, die er auch immer wieder einforderte, wenn es aus seiner Perspektive zu Hause nicht vor und nicht zurück ging. Der Vater von Tanju war zwei Jahre zuvor mit einer schlechten Prognose schwer an Krebs, genauer an einem bösartigem Hirntumor, einem Glioblastom erkrankt. Ich war überrascht, dass Tanju nun um ein Einzelgespräch bat und freute mich, dass er jetzt offensichtlich auch selbständig für sich Hilfe organisieren konnte. Er wollte das Gespräch allerdings nur mit mir alleine führen. Ich frage nach dem Grund und er sagte, dass es ihm peinlich sei vor meiner Kollegin zu sprechen, sie sei ja selbst noch nicht so alt. Das Alter von Psychoonkologen spielt tatsächlich in die eine, oder auch in die andere Richtung häufiger eine Rolle und Sie sollten sich nicht scheuen, zu fragen, ob es einen jüngeren oder aber auch älteren Kollegen gibt, mit dem man sprechen kann.

© Der/die Autor(en), exklusiv lizenziert durch Springer-Verlag GmbH, DE, ein Teil von Springer Nature 2022
B. Senf, *Wie sage ich meinem Kind, dass ich Krebs habe?*
https://doi.org/10.1007/978-3-662-64607-6_6

Im Gespräch stellte sich heraus, dass Tanju immer häufiger unter sogenannten Depersonalisationserfahrungen litt, die ihm Sorge bereiteten: Er fühle sich oft komplett neben sich und habe keinen Bezug zu sich und zur Realität, langsam habe er Angst, verrückt zu werden. Er käme seit einer geraumen Zeit auch nicht mehr aus dem Bett heraus, habe zu nichts mehr Lust. Mit seinem Vater gäbe es oft großen Streit. Dies wiederum erzeugte bei ihm Schuldgefühle und er sei davon überzeugt, dass der Vater krank geworden sei, da er, Tanju vor ein paar Jahren so schlecht in der Schule geworden war. Er hielte es für das Beste, sich in ein Internat einweisen zu lassen. Als ich ihn fragte, was er sich davon erhoffe, sagte Tanju, dass er hoffe, sein Vater würde dann wieder gesund. Im weiteren Verlauf des Gespräches stellte sich auch heraus, dass Tanju begonnen hatte, Drogen zu konsumieren obwohl er natürlich wusste, dass Drogen ihm nicht besonders gut bekamen und sein Vater Drogenkonsum massiv ablehnte. Hier offenbarten sich die widersprüchlichen Gefühle, mit denen Tanju zu kämpfen hatte. Auch nicht erlaubte Agressionen gegen den Vater spielten hier eine Rolle.

> Depersonalisation ist ein Phänomen, unter dem Jugendliche relativ häufig zumindest zeitweise leiden können. Die Betreffenden kommen sich selbst fremd vor und verlieren das Gefühl für sich. Sie wissen aber im Gegensatz zu Menschen, die unter einer Psychose leiden, dass ihr Empfinden nicht der Realität, die sie mit anderen Menschen teilen, entspricht. Das Phänomen tritt in der Regel im Verbund mit anderen, psychischen Störungen auf. Oft konsumieren Betroffene Drogen wie beispielsweise Cannabis. Sobald der Konsum eingestellt wird, bessern sich auch die Symptome. Dennoch muss die Grunderkrankung oder das zugrunde liegende Problem behandelt werden.

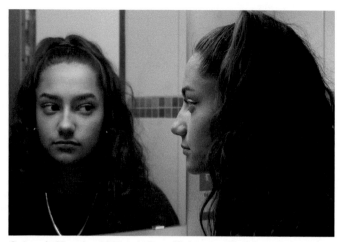

© Angela Horwitz 2021, mit freundlicher Genehmigung

Die Probleme, die Tanju hier berichtete, sind prinzipiell kein Einzelfall. Viele Kinder leiden zeitweise oder auch anhaltend unter den genannten Symptomen, ohne dass ein Elternteil erkrankt ist. In einer großen Studie, die an der Universitätsmedizin in Mainz durchgeführt wurde, berichteten 47 % der 3809 befragten Schüler zwischen 12 und 18 Jahren, rückblickend auf die letzten zwei Wochen, zumindest an einzelnen Tagen durch Depersonalisations-Symptome belastet gewesen zu sein. Sie berichteten über die unangenehme Erfahrung, sich von sich selbst und der Umwelt abgetrennt zu empfinden oder sich selbst und die Umwelt als unwirklich zu erleben. Spricht man mit den Schülern, lässt sich praktisch immer ein stress-volles Ereignis finden, dass diesen Gefühlen vorausging. Wie bei Tanju, fühlen sich Kinder und Jugendliche häufig schuldig, wenn ein Elternteil an Krebs erkrankt. Da sie sich genieren, darüber zu sprechen, schlagen sie sich meist ganz alleine mit diesen Gefühlen herum und fühlen sich mit der Zeit immer unglücklicher. Solches Stresserleben scheint Depersonalisationserfahrungen zu begünstigen.

Manchmal kommen Kinder mit einem Blatt Papier, auf das sie Fragen notiert haben, die sie in der Beratung für sich beantwortet haben möchten. Manchmal aber zeigt sich das, worunter ein Kind leidet, erst in einem längeren Gespräch oder in Folgegesprächen. Dies wiederum kann mit Vertrauen in den Therapeuten zu tun haben, mit Scham oder aber das Kind ist sich gar nicht bewusst, was es tief im Innern quält. Grundsätzlich lassen sich die Fragen der Kinder gut kategorisieren.

Ich nehme hier gerne die Fragen von der neunjährigen Joy als Beispiel, da sie als exemplarisch gelten können. Die allererste Frage, die sie aufgeschrieben hatte, bezog sich darauf, ob ihre Mutter an der Erkrankung sterben muss. Weitere Fragen bezogen sich auf:

- den Verlauf der Krebserkrankung: „Muss Mama sterben?" „Ich habe Angst, dass Mama/Papa stirbt, aber das kann ich nicht sagen, dann ist sie/er traurig."
- die Entstehung der Krebserkrankung: „Kann ich „dass" auch bekommen?" „Ist das ansteckend?" „Wie sind die Krebszellen in den Körper gekommen?"
- den Folgen der Krebserkrankung: „Wachsen Mamas Haare wieder so schön wie vorher?" „Können wir hier wohnen bleiben, wenn Papa kein Geld mehr verdient?"
- Schuld und Scham: „Ist Mama krank geworden, weil ich böse war?" „Ich will Mama/Papa nicht noch mehr Sorgen machen."
- Alltagssorgen: „Können wir meinen Geburtstag im August feiern?" „Können wir denn in Urlaub fahren?"

Wenn wir die Kinder fragen, wie es ihnen geht, wie sie mit der Situation umgehen und womit sie beschäftigt sind, hören wir oft Folgendes:

- „Ich weine in meinem Bett, wenn ich alleine bin. Mama/Papa soll das nicht sehen."
- „Ich versuche, meinen Bruder abzulenken und mache Witze, dass er lacht. Wenigstens meinem Bruder/ Schwester soll es gut gehen."
- „Ich bin aus dem Bett geschlichen und hab ein Gespräch belauscht. Das darf Mama/Papa nicht wissen, aber ich weiß jetzt Bescheid."
- „Ich glaube, dass meine Eltern lügen. Wenn Mama gesund wäre, dann würde sie ja keine Medizin mehr brauchen."
- „Ich schäme mich, dass Mama/Papa so aussieht, aber das kann ich doch nicht sagen"
- „Ich komme mir komisch vor bei den Anderen, deshalb sag ich nichts."
- „Ich will keine Sonderbehandlung, nur weil mein Vater/ Mutter krank ist. Das ist mir peinlich."

Es ist unschwer zu erkennen, dass sich die Fragen und Themen der Kinder mit den Fragen und Sorgen der Eltern vergleichen lassen. Kinder, die mit Krankheiten konfrontiert werden, machen sich, wie anhand der Themen und Fragen der Kinder deutlich wird, ein eigenes Bild von der Erkrankung, über deren Ursache sowie über den Verlauf aber auch den Sinn und Unsinn von Behandlungen. Gleichzeitig beschäftigt sie der ganz normale Kinderalltag mit seinen Themen. Immer wieder habe ich erlebt, dass z. B. der Streit mit der Freundin oder eine als ungerecht bewertete Schulnote etc. thematisiert werden konnte, nachdem über die Ängste um Mutter oder Vater gesprochen worden ist.

6.1 Vorstellungen und Phantasien von Kindern und Jugendlichen

Der neunjährige Joris war nicht mehr zu bewegen, den Kinderarzt aufzusuchen. Das wurde zunehmend problematisch. „Er führt sich auf wie ein Kleinkind und ich bin mittlerweile so sauer, dass ich ihm Hausarrest gegeben habe", so der Vater."

In den Gesprächen mit Joris konnte das Rätsel gelöst werden. Joris war der festen Überzeugung, dass der Arzt, welcher seine Mutter zwei Jahre zuvor operiert hatte, Krebszellen in sie gesetzt habe, um damit viel Geld zu verdienen.

Wie also auch dieses Beispiel deutlich macht, beginnen Kinder – wie prinzipiell auch Erwachsene – zu spekulieren, sobald sie die Situation oder bestimmte Sachverhalte und Gefühle nicht verstehen oder einordnen können:

„Was ist passiert?"

„Was geht hier vor sich?"

„Was habe ich falsch gemacht?"

„Was könnte passieren?"

„Was ist die Ursache?"

„Welcher Sinn steckt dahinter?"

Die Welt der Kinder fühlt sich bedroht an und aus den Angeln gehoben. Kinder entwickeln dann Phantasien, die das reale Ausmaß der Situation oft deutlich übertreffen können. Für einen Erwachsenen erscheinen diese Phantasien oft völlig abstrus, wie im Beispiel von Joris. Erwachsene können sich meist nicht im Entferntesten vorstellen, welche Phantasien ihre Kinder in dieser Situation zu entwickeln in der Lage sind. Der Vater von Joris kam aus dem Kopfschütteln gar nicht mehr heraus. Niemals wäre er auf die Idee gekommen, dass die Phantasien darüber, wie seine Mutter krank geworden sei, Joris' absonderliches Verhalten erklären würden und das er überhaupt solche Phantasien entwickelt hatte.

Natürlich lassen sich kindliche Phantasien über die Erkrankung nicht gänzlich beeinflussen. Die Erfahrung zeigt jedoch, dass jede, auch jede „gefühlte" „Wissenslücke", die das Kind wahrnimmt, mit Phantasien und Spekulationen gefüllt werden. Dabei entsprechen die Phantasien jeweils der Alters- und Entwicklungsstufe, in der sich ein Kind befindet (siehe die verschiedenen Altersstufen). Auch der ganz persönliche Erfahrungshintergrund und die Persönlichkeit des Kindes haben hier maßgeblich Einfluss. Unabhängig vom Alter des Kindes erweist sich in jedem Fall eine völlig klare Kommunikation der Sachlage als hilfreich, die dem Entwicklungs- und Erfahrungshorizont des Kindes entspricht. Je einfacher und klarer die Sprache, desto besser. Häufig habe ich auch erlebt, dass Eltern völlig entnervt vom Verhalten ihres Kindes zur Beratung kommen und auf eine Erklärung hoffen, die die Situation für sie und die Familie entschärft. So auch bei Miri:

Die fünfjährige Miri hatte panische Angst davor, ihren Vater, der an Leukämie erkrankt war, im Krankenhaus zu besuchen. Sie sträubte sich mit Händen und Füßen. Als die Mutter Miri beim nächsten Besuch jedoch mitnehmen muss, da sie keine Betreuungsperson für sie finden konnte, eskaliert die Situation. Mutter und Kind waren von ihrem „Kampf" völlig erschöpft und unglaublich gestresst. In der Klinik riss Miri sich von der Hand der Mutter los und schloss sich in der Toilette der Station ein. Es gab ein großes Aufgebot an Personen, die auf Miri einredeten und sie herauslocken wollten. Nach langem Zureden und Bestechungsversuchen gelang dies schließlich. In der psychoonkologischen Beratung konnte das rätselhafte Verhalten von Miri aufgelöst werden: Als Miri das erste Mal den Vater im Krankenhaus besuchte, musste sie aufgrund der Infektionsgefahr einen Mundschutz, Überziehschuhe und einen grünen Kittel tragen. Der Vater lag, mit vielen Infusionsschläuchen versehen, im Bett. Er hatte Schmerzen, verzerrte sein Gesicht und stöhnte immer wieder laut auf, sodass der Arzt gerufen wurde. Der Arzt verabreichte nun dem Vater von

Miri ein Schmerzmittel. Dass das Schmerzmittel nur in die Infusionsflasche gespritzt wurde, konnte Miri nicht erkennen und zuordnen. Sie hatte nun die Phantasie, dass ihr beim nächsten Mal womöglich das gleiche passieren könnte wie ihrem Papa. Davor hatte sie panische Angst.

Auch wir Erwachsene ergehen uns in Phantasien und Überlegungen, wenn wir uns das Verhalten einer für uns wichtigen Person nicht erklären können. Je bedeutsamer die Person für uns ist, desto quälender können diese Gedanken werden. Was wir Kindern zumindest in der Regel voraus haben sind eine Palette von Verhaltensmöglichkeiten, mit einer solchen Situation besser umgehen zu können. Dennoch sind das auch für uns Erwachsene schwierige Situationen, die viel Kummer auslösen können. Kinder sind an dieser Stelle komplett sich selbst ausgeliefert, wenn wir sie hier alleine lassen.

Eine altersentsprechende Erklärung der Situation hätte das Ausmaß von Miris Angst sicherlich deutlich reduziert, wenn nicht ganz genommen. Gedanken über die Therapie gehen insgesamt oft mit Horrorvorstellungen einher, wie bei Sarah:

Die damals 13-jährige Sarah, die ich schon länger therapeutisch begleitete, rief spät abends verzweifelt bei mir an. Ihr Vater war ganz plötzlich auf die Intensivstation einer Klinik eingewiesen worden. Sie malte sich in vielen Einzelheiten aus, mit welchen Apparaten, Schläuchen und Infusionen ihr Vater nun dort lag. Sie hörte sogar das Piepen des Beatmungsgerätes – so sprudelte es ganz panisch aus ihr heraus. „Das ist, wie ich es aus dem Fernsehen kenne und ich kriege es nicht aus dem Kopf". Und dann, so stellte sie sich weiter vor, hört es plötzlich auf zu piepen und ihr Vater sei dann tot. Sie sehe nur noch diese „Horrorbilder". An Schlaf sei gar nicht zu denken. Die Mutter von Sarah war sich unsicher, ob sie Sarah mit auf die Intensivstation nehmen solle, doch die Ärzte hatten gleich signalisiert, dass das sowieso nicht infrage käme. Kinder unter 14 Jahren seien nicht zugelassen und in einer solchen Akutsituation würde man das Kind zu sehr belasten, wenn es seinen Vater so, mit all den Apparaturen, sehen würde.

Ich versprach Sarah, mich zu kümmern und nahm telefonisch Kontakt zu den behandelnden Ärzten auf. Sie konnten, was ich kaum zu hoffen gewagt hatte, überzeugt werden, dass Sarah mit der Realität weniger überfordert sein würde als mit ihren schrecklichen Vorstellungen und so ließ man sie zu ihm. Zuvor erklärte ich ihr jedoch bildhaft und sehr genau, was sie auf der Intensivstation erwarten würde (Geräte, Infusionen, Monitore, etc.). Im Gespräch am nächsten Tag sagte Sarah und es klang fast ein wenig enttäuscht: „Das habe ich mir aber alles viel, viel schlimmer vorgestellt. Jetzt kann ich den Papa ruhig dalassen. Ich sehe, dass er dort am besten aufgehoben ist, viel besser als zu Hause.

Auf die Aussage, dass Kinder unter 14 Jahren nicht auf die Intensivstation dürfen, trifft man in den meisten, deutschen Kliniken. Mit einer Begründung tun sich Behandler oft selbst schwer. Es scheint ein ungeschriebenes Gesetz, so kommt es mir vor. Eine sachliche Grundlage für diese Entscheidung gibt es nicht und ich halte diese Regelung für falsch.

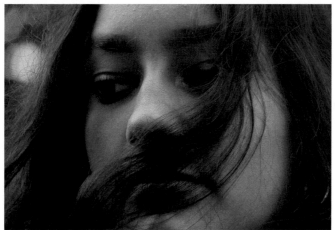

© Angela Horwitz 2021, mit freundlicher Genehmigung

Was man prinzipiell mitbedenken sollte, wenn ein Elternteil im Krankenhaus liegt oder gar auf der Intensivstation, ist die Tatsache, wie auch im Fall von Sarah, dass Kinder ihre Vorstellungen über Krankenhäuser und Intensivstationen oft nur aus dem Fernsehen beziehen. Im Fernsehen wird jedoch immer mit hochdramatischen Bildern Spannung erzeugt. So enden Bilder eines Patienten auf der Intensivstation sehr oft mit dem Verstummen des piependen Monitors, der die Herzaktion anzeigt. Plötzlich tritt beängstigende Stille ein, die signalisiert, dass der Patient verstorben ist. Gezeigt werden weiterhin entsetzte Gesichter der Ärzte und der Angehörigen.

Diese Bilder müssen dringend der Realität angepasst werden: Mit einer klaren Sprache und realistischen Beschreibungen sollte man Kindern ein Krankenhaus, ein Patientenzimmer, eine Intensivstation beschreiben. Hilfreich an dieser Stelle sind oft Bilderbücher, die kindgerecht erklären helfen.

Manchmal berichten Eltern, dass ihr Kind von der Unruhe der Eltern ihrer Meinung nach nichts bemerkt hat und ganz sicher nicht weiß, um was es genau geht. Dies trifft zu 90 % nicht zu. Wenn ich Eltern dann Beispiele aus dem klinischen Alltag erzähle, fallen den Eltern recht häufig Bemerkungen ein, die sie nicht in den Krankheitszusammenhang gestellt haben. Die Bemerkungen oder Fragen ihres Kindes wirkten auf den ersten Blick sehr banal oder wie nebenbei gesprochen:

„Die Oma von Jakob ist auch an Krebs gestorben" plapperte die vierjährige Sophie von ihrem Kindersitz auf der Rückbank des Autos nach vorne zu ihrer Mutter hin. Sophies Mutter wunderte sich zwar, maß der Aussage aber keine weitere Bedeutung bei. Sie fiel ihr erst wieder ein, als wir darüber sprachen, was Sophie möglicherweise aufgeschnappt haben könnte. Aufgrund der Erzählungen von Sophies Mutter ging ich davon aus, dass Sophie definitiv wusste, dass ihre Mutter an Krebs erkrankt war. Diese

Annahme bestätigte sich dann auch. Sophies Mutter war sehr überrascht und ihr fielen dann noch weitere, scheinbar „harmlose" Bemerkungen ein die deutlich machten, wie sehr Sophie mit der veränderten Situation beschäftigt war.

Hinter Aussagen oder Fragen, die also scheinbar ganz banal klingen oder sich auf die Zukunft richten, wie z. B. „Kann ich eigentlich ins Schullandheim?", oder „Bleibt es eigentlich dabei, dass wir den Geburtstag feiern/in Urlaub fahren?" etc., verbirgt sich nicht selten die bange Frage, wie sicher die Zukunft ist.

> Die Frage nach der Sicherheit ist eine, die fraglos alle in einer Krankheitssituation beschäftigt, vor allem natürlich auch die Eltern. Nicht umsonst bezeichnen wir uns hierzulande als „Vollkaskogesellschaft". Da stellt sich immer wieder die bedeutsame Frage, wie viel Unsicherheit für uns Menschen generell tolerabel ist. Inwieweit darf Unsicherheit zu unserem Leben gehören und vielleicht sogar als Impulsgeber für Neues fungieren?

Oft haben Kinder, dies ist schon öfter zur Sprache gekommen, Schuldphantasien. Sie sind der Meinung, die Krankheit durch falsches Verhalten verursacht zu haben und sie durch richtiges Verhalten positiv beeinflussen zu können. Die Kinder versuchen in ihren Augen, alles richtig zu machen, brav zu sein, den Eltern zu gehorchen und gute Noten mit nach Hause zu bringen. Auch das komplett gegenteilige Verhalten kann dabei den gleichen Ursprung haben.

Wichtig zu wissen:

- Jedes Kind ist beunruhigt, wenn Eltern, über was auch immer, besorgt sind und es kann beträchtliche Angst entwickeln, wenn es die Stimmung nicht einordnen kann.
- Nicht immer ist das beunruhigende Verhalten eines Kindes auf die Erkrankung von Mutter oder Vater zurückzuführen. Praktisch jede Entwicklungsphase von Kindern

kann mit einem ungewöhnlichen Verhalten einhergehen. Entwicklungsphasen sind immer auch Entwicklungsaufgaben, die bewältigt werden müssen. Manchmal ist es schwer zu unterscheiden, aufgrund welcher Situation ein Kind sich so verhält, wie es sich verhält. Daher kann eine Beratung z. B. in einer Erziehungsberatungsstelle, die auch mit der Krebsthematik vertraut ist, hier äußerst hilfreich sein. Auch die Teilnahme an Freizeit- und Gruppenprogrammen für Kinder krebskranker Eltern kann helfen und beruhigen, da man hier beobachtet, dass in anderen Familien ähnliche Thematiken vorliegen.

- Nehmen Sie die Ängste und Sorgen Ihrer Kinder ernst, d. h. geben Sie keine falschen Beruhigungen wie: „Du brauchst keine Angst zu haben." Dies tröstet Kinder nicht und sie empfangen die Information, dass ihre Eltern diese Ängste nicht ernst nehmen oder selbst Schwierigkeiten haben, mit der Situation umzugehen. Dies wiederum verstärkt die Angst.

- Seien Sie aufmerksam, wenn Ihr Kind ein Verhalten zeigt, was sie vor der Erkrankung noch nie registriert haben. Man sollte dies im Auge behalten und ihm auf den Grund gehen, wenn es sich verstärkt.

- Aufmerksam sollte man auch sein, wenn das Kind scheinbar gar nicht reagiert. Hier kann es z. B. sein, dass Ihr Kind unter Schuldgefühlen oder Schamgefühlen leidet und diese nicht zeigen mag.

- Verhalten, das Ihnen Sorgen bereitet oder Sie ärgerlich macht, ist meist auf Unsicherheit und die Angst Ihres Kindes zurückzuführen. Sobald Ihr Kind wieder sicheren Boden unter den Füßen spürt, „normalisiert" sich sein Verhalten in der Regel wieder.

- Kinder können an der schwierigen Situation beträchtlich wachsen, da sie Stressbewältigungskompetenzen entwickeln. Voraussetzung hierfür ist, dass Sie eine tragfähige Beziehung zwischen Ihnen und Ihrem Kind halten können.

7

Das Gespräch mit Ihrem Kind über die Erkrankung

Ganz allgemein spielt für das Gespräch mit Ihrem Kind oder Ihren Kindern eine wesentliche Rolle, wie Ihre Gesprächsgewohnheiten auch vor der Erkrankung waren. Es gibt diskussionsfreudige oder eher ruhige und zurückhaltende Familien. Bei manchen Familien spielt Körperkontakt eine große Rolle, bei anderen geht es körperlich eher distanzierter zu. *Familie M. beispielsweise ist eine sehr laute Familie, die sich sehr viel streitet. Dass man sich liebhat oder gerne mag, bringt keiner der fünfköpfigen Familie über die Lippen. Ich kenne es nicht von meiner Mutter, dass man sagt, „Ich hab dich lieb oder so ähnlich", äußerte Frau M. während einer Therapiesitzung.* So ist auch nicht zu erwarten, dass sich hier spontan durch die Erkrankung das Gesprächs- und Beziehungsverhalten verändert. Hat das Familiensystem aber nicht die Möglichkeit, sich kommunikativ flexibel auf eine zunehmende Belastung durch die Krebserkrankung einzustellen, verschärfen sich Konflikte und Missverständnisse.

© Der/die Autor(en), exklusiv lizenziert durch Springer-Verlag GmbH, DE, ein Teil von Springer Nature 2022
B. Senf, *Wie sage ich meinem Kind, dass ich Krebs habe?*
https://doi.org/10.1007/978-3-662-64607-6_7

Die folgenden Ausführungen zu Gesprächen mit Kindern orientieren sich sowohl an Fragen, die Eltern bewegen, aber auch an den Fragen, die Kinder beschäftigen.

7.1 Der richtige Zeitpunkt für ein Gespräch

Sie haben sich entschlossen, mit Ihrem Kind zu reden. Aber wann ist dafür der richtige Zeitpunkt? Ganz beiläufig am Frühstückstisch oder lieber abends beim Zubettgehen, wenn alles ruhiger ist und die Hektik des Alltags hinter allen liegt? Sollte man schon bei einem Krankheitsverdacht mit seinem Kind sprechen oder erst, wenn die Diagnose sicher ist?

Hier gilt die Regel: Informieren Sie Ihr Kind so früh als möglich und spätestens, sobald Veränderungen im Alltag des Kindes anstehen.

Beispielsweise könnte man zu einem dreijährigen Kind sagen: *„Komm mal her mein Schatz. Mama will Dir etwas sagen. Der Arzt hat festgestellt, dass Mama krank ist und ins Krankenhaus muss. Die Ärzte müssen schauen, was ich genau habe. Papa holt dich deshalb heute vom Kindergarten ab und dann telefonieren wir, o.k. ?"*

Ihr Kind, insbesondere, wenn es jünger ist, sollte zu diesem Zeitpunkt noch nicht über Verdachtsdiagnosen und weitere Einzelheiten informiert werden. Wenn es allerdings genauer nachfragt, weil es schon irgend etwas mitgehört hat, könnten Sie beispielsweise sagen:

„Wir wissen noch nicht genau, was es ist, das muss der Arzt/Doktor erst herausfinden. Ich verspreche Dir aber, dass ich es Dir sage, sobald ich es weiß."

Es kommt hier sehr auf das Alter und entsprechend auf das Sprachverständnis des Kindes an, was man sagt oder ob das Kind etwas nachfragt. In jedem Fall sollte man Worte benutzen, die das Kind kennt. Der Schock der Diagnose lässt sich nicht vor Kindern verbergen. Suchen Sie sich einen Zeitpunkt aus, der für Sie und Ihr Kind gut ist. Niemand sollte müde, hungrig oder seelisch aufgewühlt sein, wenn er seinem Kind erklärt, wie der Sachverhalt ist.

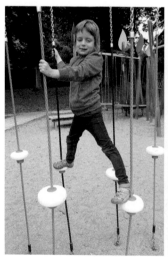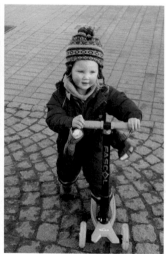

© Angela Horwitz 2021, mit freundlicher Genehmigung

Meist ist es ungünstig, vor dem Zubettgehen mit Kindern zu sprechen, da sie die Möglichkeit haben sollten, sich nach dem Gespräch abzulenken, zu spielen und sich möglichst noch körperlich zu betätigen. Dadurch können Stresshormone, die der Körper in anfordernden Situationen ausschüttet, wieder abgebaut werden. Dies gilt gleichermaßen für Sie selbst. Ein Spaziergang, Spielplatzbesuch oder Herumtollen sind geeignet, Stresshormone bei sich selbst und dem Kind abzubauen. Dies sollte aber nicht als starre Regel verstanden werden. Manchmal ergibt sich genau zur Schlafenszeit eine goldrichtige Gelegenheit. Nehmen Sie sich nach dem Gespräch genug Ruhe und Zeit zum Kuscheln und Schmusen, eine Gute-Nacht-Geschichte oder was immer Ihnen und ihrem Kind guttut. Sprechen Sie möglichst zu zweit mit dem Kind, also Vater und Mutter oder wer auch immer die engsten Bezugspersonen sind. Das nimmt Ihrem Kind oder Ihren Kindern Beklommenheit dem anderen Elternteil gegenüber. Es gibt ihm die Sicherheit, dass alle mit „offenen Karten" spielen. Sie sollten sich als Eltern jedoch vorher ausgetauscht haben und möglichst einig sein über das, was Sie sagen möchten. Reagieren Sie auf die Fragen Ihres Kindes. Generell gilt: Fragt das Kind etwas in einem ungünstigen Moment, z. B. im Supermarkt an der Kasse oder beim Autofahren, sagen Sie ihm, warum Sie jetzt nicht antworten können. Teilen Sie Ihrem Kind mit, wann es mit der Antwort rechnen kann und halten Sie sich dann an die Abmachung.

Keine gute Idee ist es, solche wichtigen Gespräche in offene, ungeschützte „Räume" zu verlegen. Auf dem Spielplatz mit Ihrem Kind darüber zu sprechen, dass sie oder Ihr Mann an Krebs erkrankt ist, schützt Sie möglicherweise davor, dass Ihr Kind allzu viel nachfragt, oder wissen will. Ihr Kind hat hier aber deutlich weniger Möglichkeiten, seinen Gefühlen vor anderen Kindern und Eltern Ausdruck zu verleihen.

7.2 Kind- und altersgerechte Worte finden

Prinzipiell sollten alle Gespräche an das Sprachniveau, den Entwicklungsstand Ihres Kindes und seinen Erfahrungshintergrund angepasst werden. Kinder denken nicht wie kleine Erwachsene, sie denken einfach anders, stellte schon Jean Piaget, ein bedeutender Entwicklungspsychologe im Jahre 1957 fest. Man sollte berücksichtigen, dass es Kinder gibt, die mit sechs Jahren schon „richtige" Schulkinder sind und sich schon recht gut konzentrieren können. Andere hingegen sind noch ganz verträumt und verspielt, wirken deutlich jünger und können sich auf einen Schulunterricht noch nicht einlassen. Prinzipiell und insbesondere bei jüngeren Kindern bietet es sich immer an, auf schon Erlebtes Bezug zu nehmen.

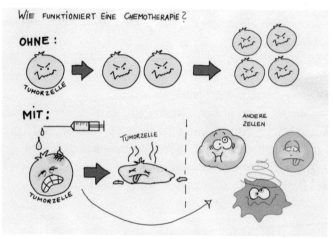

© Kirsten Grabowski 2021, mit freundlicher Genehmigung

Frau H., die vor kurzem eine größere Operation über sich ergehen lassen musste, im Gespräch mit ihrer Tochter:

Frau H.: „Du, Malo, du hast bestimmt gemerkt, dass ich die letzte Zeit immer so müde war?"

Malo: „Ja, das ist ganz doof. Du bist ja noch nicht mal mit zu Oma gegangen, als sie Geburtstag hatte."

Frau H.: „Ja, das stimmt und das war gar nicht schön. Das hat mir selbst sehr leidgetan. Erinnerst du dich Malo, als Oma letztes Jahr im Krankenhaus war?"

Malo: „Ja, klar, da haben wir sie doch besucht und die Krankenschwester hat mir eine Spritze geschenkt. Mit der habe ich Luis nass gespritzt und wir haben Krankenhaus gespielt und ich durfte Omas Nachtisch essen."

Frau H.: „Ja, genau! Siehst du Spatz und ich muss jetzt auch ins Krankenhaus. Ich muss untersucht werden. Die Ärzte untersuchen dann wie bei Oma, warum ich immer so müde bin.

Malo: „Bist Du krank?"

Frau H.: „Ja, ich glaube ja, aber ich weiß noch nicht genau, was ich habe." (Frau H. steigen Tränen in die Augen. Malo klettert direkt auf den Schoß ihrer Mutter, umarmt und streichelt sie).

Malo: „Mama, nicht traurig sein. Ich komme dich besuchen und bringe dir Eis mit, dann bist du ganz schnell wieder gesund, so wie Oma."

Die Reaktion von Malo ist eine recht typische Situation, wenn Kinder prinzipiell schon auf gute Erfahrungen mit einem Krankenhausaufenthalt von sich selbst oder Verwandten zurückgreifen können und sich in der Beziehung zu Mutter oder Vater sicher fühlen.

Zusammengefasst:

- Benutzen Sie Worte, die Ihr Kind von Ihnen kennt.
- Nehmen Sie möglichst Bezug auf Vorerfahrungen Ihres Kindes, z. B. *„Weißt du noch, die Oma war letztes Jahr krank und musste ins Krankenhaus, da möchte ich jetzt auch hin, weil mir mein Bauch doll weh tut und sie mir dort helfen werden."*
- Benutzen Sie das Wort Krebs von Beginn an und insbesondere dann, wenn Ihr Kind im Kindergarten ist, viel fernsieht und häufig Telefonate mit anhört oder anhören muss (was man eher vermeiden sollte!).
- Achten Sie bei der Wahl Ihrer Worte darauf, dass Sie genügend Spielraum für mögliche Veränderungen

haben. Statt zu sagen *„Alles wird gut, ich werde ganz sicher bald wieder gesund sein"*, sagen Sie besser *„Ich wünsche mir sehr, dass alles wieder gut wird und ich glaube auch, dass alles wieder gut wird. Die Ärzte und wir tun alles, was wir können."*

- Geben Sie Raum und Zeit für Fragen und Gefühlsreaktionen.
- Gestehen Sie sich kommunikative Fehler ein und versuchen Sie, es beim nächsten Mal einfach so zu machen, dass es sich stimmig anfühlt. Selbst Menschen, die täglich „professionell" mit diesen Themen umgehen, „rutschen" manchmal Worte heraus, für die sie sich im Nachhinein am liebsten auf die Finger klopfen würden. Eine tragfähige, von Ehrlichkeit und Offenheit geprägte Beziehung verzeiht aber so manchen „Ausrutscher"!

7.3 Augen sagen mehr als Worte

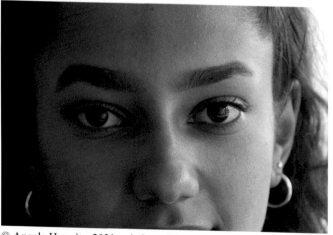

© Angela Horwitz 2021, mit freundlicher Genehmigung

Neben der gesprochenen (verbalen) Sprache gibt es die so genannte nicht verbale Sprache oder auch nonverbale Sprache genannt. Nonverbale Botschaften sind alle Botschaften, die nicht gesprochen werden, sondern die der Körper ganz automatisch und ohne, dass es uns bewusst ist, sendet. Man kann nonverbale Botschaften jedoch auch ganz bewusst in einem Gespräch einsetzen. Ein ganz bedeutsames, nonverbales Kommunikationsmittel sind der Gesichtsausdruck und bestimmte Gesten. Vielen bekannt sind beispielsweise die Gesten unserer ehemaligen Bundeskanzlerin, Frau Merkel. Ihre typische Art die Hände zusammenzuführen ist sprichwörtlich geworden und Inhalt vieler Comedy-Sendungen.

Auch die Art wie man spricht, ob flüssig oder stockend, laut oder leise, mit Räuspern usw. kann uns wichtige Informationen über das gesprochene Wort hinaus liefern. Man nennt dies die paraverbale Kommunikation (para = neben). Diese Botschaften sagen oft mehr als tausend Worte und sie werden zum Teil völlig unbewusst aufgenommen und meist auch ohne bewusstes Nachdenken vom Gegenüber entschlüsselt. Warum ist dies wichtig, könnte man fragen. Hierzu ein Beispiel:

Lena, 12 Jahre alt kam mit ihrer Mutter in die Beratung. Frau L. ist schon lange alleinerziehend und die Beziehung von Mutter und Tochter war schon immer recht eng, sehr offen und emotional. Mit dem Fortschreiten der Erkrankung – der Krebs war schon bei der Diagnosestellung in einem nicht mehr heilbaren Stadium – verschlechterte sich die Beziehung zwischen Mutter und Tochter zunehmend. Es kam sogar zu Handgreiflichkeiten von Seiten der Mutter. Die Tochter reagierte, indem sie die Mutter anschrie, sie wünsche, sie wäre bald tot.

Was war passiert? In einem sehr emotionalen Gespräch, bei dem ich versuchte, Licht in die Gefühlslage von Mutter und Tochter zu bringen brachen folgende Worte aus der Tochter heraus: „Seit du krank bist, lügst du mich an. Du hast mich vorher nie angelogen. Jetzt lügst du nur noch."

Die Mutter schaute hilflos und verstand nicht, wie ihre Tochter darauf kam, dass sie sie anlüge. Sie war sich keiner Schuld bewusst. Es stellte sich heraus, dass Frau L. sich immer bemühte, einen bewusst munteren und positiven Tonfall in ihre Stimme zu legen, wenn es um ihr Befinden ging oder neue Befunde vorlagen. Sie war der Ansicht, dass das ihrer Tochter helfe, weniger Angst zu haben, sich nicht zu viele Sorgen zu machen. Das Problem dabei war, dass ihr zum einen immer wieder Tränen in die Augen stiegen und sie unmerklich für sich selbst minimal den Kopf weg von Lena und nach unten drehte. Diese Angewohnheit hatte sie Jahre vor der Diagnose ihrer Tochter im Laufe eines Spieles so erklärt: „Weißt Du, immer wenn ich das mache, schummle ich gerade." Frau L. fiel aus allen Wolken, als sich die Situation so auflöste. Lena hat ausschließlich die nonverbale Kommunikation übersetzt und kam sich von ihrer Mutter belogen, verraten und verlassen vor.

Umgekehrt gilt natürlich das Gleiche: Auch Kinder kommunizieren von Beginn an nonverbal. Im Gespräch selber sollten Sie daher ebenfalls gezielt auf die nonverbalen Botschaften, die Ihr Kind aussendet, achten. Wenn Ihr Kind beispielsweise verbal aus Ihrer Sicht ganz „vernünftig" reagiert, will Ihr Kind Sie evtl. schonen oder es hat Angst, Schwäche oder überhaupt Gefühle zu zeigen. Hier kann Ihnen die Sprache des Körpers verraten, wie es Ihrem Kind wirklich geht. Das können ganz kleine Bewegungen sein. Der Körper dreht sich ein wenig weg, der Blick geht nach unten oder auf einen imaginären Punkt im Raum. Dies ist dann eine gute Gelegenheit, das Signal aufzugreifen: „Ich frage mich gerade, wo du hinschaust und was du jetzt denkst, nachdem ich dir von dem Untersuchungsergebnis erzählt habe." Oder: „Ich könnte mir vorstellen, dass du gerade traurig bist, nachdem ich dir das erzählt habe, du schaust ein bisschen so, auch wenn du sagst, dass alles o.k. ist?"

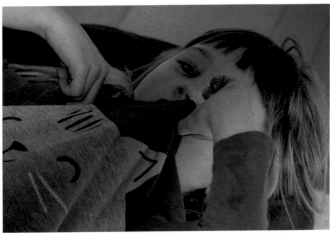

© Angela Horwitz 2021, mit freundlicher Genehmigung

> Da Sie Ihr Kind gut kennen, ist es hilfreich, die nonverbalen Reaktionen Ihres Kindes mit im Blick zu haben und sich darauf zu beziehen, frei nach dem Motto: „Ein Blick kann mehr als tausend Worte verraten."

7.4 Angemessen informieren und richtig dosieren

Angemessen informieren, aber was heißt das? Jede schwierige Nachricht, die wir in unserem Leben erhalten, ist besser zu verarbeiten, wenn sie nicht mit einem ganzen Berg von Informationen überfrachtet ist. Nur die Dosis macht, dass das Ding kein Gift ist, sagte schon der Arzt Paracelsus.

Paracelsus war ein schweizerisch-österreichischerArzt und wurde als Theophrastus Bombast von Hohenheim 1493 geboren. Er starb im Jahr 1541. Er befasste sich intensiv mit der Wirkung von Heilpflanzen.

Man sollte sich daher besser mit Informationen langsam vortasten und Inhalte Schritt für Schritt erklären. Bei der Diagnosestellung bereits über die Rehabilitation zu sprechen, würde ein Kind von fünf Jahren z. B. deutlich überfordern. Es spielt ebenfalls eine Rolle, wie viel an „Information" und „Informationsweitergabe" Sie selbst ertragen können. Ein Elternteil, das große Angst vor den Reaktionen seines Kindes oder den eigenen Reaktionen hat und deshalb wichtige Fakten verleugnet oder aber ganz unverständlich erklärt, wird sein Kind so missverständlich informieren, dass genau solche negativen Reaktionen auftreten können, wie befürchtet. Psychologen nennen dieses Phänomen „Selbsterfüllende Prophezeiung." Mutter oder Vater haben dann für sich den Beweis, dass es doch nicht gut war, mit dem Kind zu sprechen. Dass die Bedeutung, was und wie etwas gesagt wird, eine große Rolle spielt, ist den meisten Menschen nicht bewusst. Man sollte sich daher schon im Voraus möglichst genau und konkret überlegen, wie viel man sich und dem Kind in einer bestimmten Situation zumuten kann und möchte. Hören Sie in sich hinein, beratschlagen Sie sich mit Ihrem Partner und beobachten Sie, wie Ihr Kind reagiert. Aber auch im Laufe eines Gespräches kann man stoppen und dem Kind mitteilen, dass man einen bestimmten Sachverhalt selbst noch einmal recherchieren muss, oder eine kleine Pause braucht. Dies ist auch ein sehr gutes Signal für die Kinder, die sich dann möglicherweise ebenfalls erlauben, ihre Gefühle ernst zu nehmen.

Auch Sie sollten auf sich selbst und Ihre Aufnahmekapazität achten, wenn Sie Untersuchungsergebnisse mitgeteilt bekommen oder eine Therapie besprochen wird. Bitten Sie Ihren Arzt, langsam und ruhig zu sprechen, Fremdworte zu vermeiden und evtl. einen weiteren Besprechungstermin anzubieten.

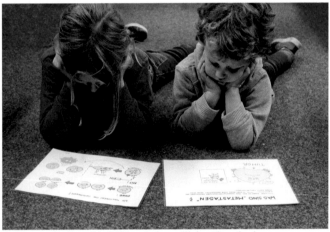

© Kirsten Grabowski 2021, mit freundlicher Genehmigung

Der 10-jährige Alexander bat von sich aus um einen Gesprächstermin. Er hatte sehr konkrete Fragen zur Erkrankung seines Vaters und ich spürte, wie ich selbst vorsichtig sein musste, nicht zu sehr ins Detail zu gehen. Selbst ich als Profi auf diesem Gebiet neige manchmal dazu, zu viel zu erzählen, insbesondere dann, wenn man einen solch kleinen klugen Kopf wie Alexander vor sich hat. Zudem bietet das Sprechen in solchen Situationen auch Schutz vor zu viel an Gefühl. Ich bemerkte dies in der Situation gerade noch rechtzeitig und fragte Alexander, ob es jetzt „an Information genug sei" und er antwortete: „Ja, ich merke, es ist ganz schön viel und ich muss jetzt erstmal nachdenken."

Damit Informationen verstanden werden, sollte man sich immer vergewissern, dass man die Aufmerksamkeit des Kindes hat. Dies läuft im Alltag oft schief. Eltern möchten etwas von ihren Kindern, diese sind aber gedanklich gerade „ganz woanders" und dennoch sprechen die Eltern weiter. Gerade bei schwierigen Gesprächsinhalten neigen wir zusätzlich dazu, die Inhalte in den Raum zu adressieren, statt auf die betreffende Person direkt. Dies geht in aller Regel daneben und macht es komplizierter.

Streitdialoge wie: *„Das habe ich Dir doch gesagt…Nein, hast Du nicht! Doch, habe ich…"* sind Alltag in der Beratung und keine Ausnahme.

> Bei wichtigen Informationen für Ihr Kind ist es elementar, dass Sie sich der Aufmerksamkeit Ihres Kindes auch sicher sind. Wir Erwachsene adressieren oft Informationen an Kinder in den Raum und wundern uns dann, dass das Kind nicht reagiert.

Je jünger ein Kind ist desto kürzer und klarer sind die Informationen, die es benötigt, um sich sicher zu fühlen. Die Aufmerksamkeit gerade von jüngeren Kindern ist sehr begrenzt. Ein ungestört entwickeltes, fünfjähriges Kind kann in der Regel 10 bis 15 Minuten aufmerksam sein, je nachdem, wie interessant und wichtig das Thema ist und wie gut der Kontakt zum Gegenüber. Deshalb sollte man auf Einzelheiten, wie oben schon erwähnt, verzichten. Fragt Ihr Kind genauer nach, verhält sich das natürlich anders. Hier sollte man möglichst klar antworten, auch wenn man meint, dass die Aufmerksamkeitsspanne evtl. schon überschritten ist. Oft reicht einem Kind auch fürs Erste die Information, dass man z. B. an Krebs, genauer gesagt an Darmkrebs, erkrankt ist, deshalb nun in die Klinik muss und die nächsten Tage deshalb die Großmutter oder Großvater das Kochen übernehmen werden. Kinder benötigen genau wie Erwachsene Zeit, um das Gehörte zu verarbeiten und für sich einzuordnen. Je nachdem, wie unaufgeregt man selber ist, kann es sein, dass das Kind sich kaum beunruhigt und sich eher freut, dass Oma oder Opa jetzt kommen. Wir erinnern uns an den eingangs erwähnten Satz von Paracelsus: „Nur die Dosis macht, dass das Ding kein Gift ist." Zuviel ist oft genauso schädlich, wie zu wenig an Information.

> Bei der Vermittlung von schwierigen „Wahrheiten" an unsere Kinder neigen wir dazu, zu viel zu sprechen und zu sehr ins Detail zu gehen. Vermeiden Sie dies. Schauen Sie auf Ihr Kind und nehmen sie die „Stopp"- Signale wahr, die es Ihnen sendet.

Darüber hinaus sollte es bei der Weitergabe von Informationen im Gespräch mit dem Kind nicht nur darum gehen, Sachverhalte zu erklären. Raum geben für Gefühle ist elementar. Vielen Menschen, insbesondere Männern fällt es eher schwer, über ihre Gefühle zu sprechen und sie verbergen diese hinter sachlichen Informationen. Für Ihr Kind ist es hilfreich zu sehen, dass auch Sie Gefühle zulassen und die Gefühle Ihres Kindes wahrnehmen und aushalten können. Als ich vor über dreißig Jahren begann, mich mit den Kindern von Krebspatienten zu beschäftigen, ließ ich mich u. a. von meinen entwicklungspsychologischen Kenntnissen aus dem Studium sowie meiner Erfahrung aus der Kinderonkologie leiten. Dass die offene und ehrliche Kommunikation alleine nicht hinreicht, um Kinder vor Schaden zu bewahren, lernte ich mit den Jahren in der Nachbetreuung von betroffenen Kindern. Es geht wesentlich auch darum, die oft auch widersprüchlichen Gefühle seines Kindes wertfrei auf- und zunehmen.

7.5 Über Veränderungen im Alltag sprechen

Ihr Kind sollte auf jeden Fall über alle Veränderungen, die seinen Alltag in der nächsten Zeit verändern, informiert werden. Was bleibt gleich, was ändert sich? Das sind sehr konkrete Fragen, die für ein Kind sehr wichtig sind. Der Alltag eines Kindes verläuft normalerweise relativ strukturiert. Das Kind wird von Mutter oder Vater geweckt, frühstückt im besten Fall, wird zur Kita gebracht oder geht in die Schule. Mittags wird es abgeholt oder kommt nach Hause. Mittagessen, Schularbeiten, Spielen, Abendessen und anschließend Abendrituale wie Spielen, Vorlesen etc. Diese Struktur bedeutet für Ihr Kind eine enorme Sicherheit und Verlässlichkeit. Die Sicherheit, dass alles beständig ist und sich nichts großartig verändert, geht dem Kind durch die erkrankungsbedingten Änderungen des Alltags verloren. Das macht Kindern Angst. Dieser Angst kann man u. a. entgegenwirken, indem man das Kind auf die Veränderungen vorbereitet. Gleichzeitig sollte man auch betonen, was gleichbleiben wird.

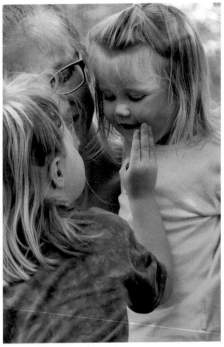

© Angela Horwitz 2021, mit freundlicher Genehmigung

Ein *Beispiel: „Tante Anna holt Dich die nächste Woche/ bis zum Samstag vom Kindergarten ab und wir essen dann gemeinsam Abendbrot."* Oder für Jugendliche: *„Justus, ich bin heute zu einer Kontrolluntersuchung in der Klinik und werde das Abendessen nicht vorbereiten können. Ich würde mich aber freuen, wenn wir zusammen essen. Ich könnte, wenn ich zurück bin, eine Pizza für uns bestellen, was meinst du?"*

Wichtig hierbei ist, dass Sie insbesondere bei jüngeren Kindern immer den Zeitbegriff Ihres Kindes im Blick behalten. Kinder leben im Hier und Jetzt, d. h. in der Gegenwart. Den Begriff unserer abstrakten Zeiteinteilung verstehen sie erst mit zunehmender geistiger Entwicklung. So kann ein vierjähriges Kind die Zeitbegriffe „Früh", „Mittag" und „Abend" nacheinander richtig anwenden. Im fünften Lebensjahr ist es in der Lage, den Tag-Nacht-Rhythmus wirklich zu verstehen und mit sechs Jahren kann es „Gestern" und „Morgen" unterscheiden und richtig anwenden. Erst mit sieben Jahren versteht das Kind was „Vorgestern" und „Übermorgen" bedeutet. Mit den kleinsten Zeiteinheiten wie Stunden, Minuten oder Sekunden lernt das Kind als letztes umzugehen. Dies gilt es immer zu berücksichtigen, wenn man mit dem Kind über Veränderungen spricht oder zeitliche Verabredungen trifft.

> Kinder lernen Schritt für Schritt, was „Zeit" bedeutet. Erst im Alter von sieben Jahren können Kinder kleinere Zeiteinheiten wie Stunden und Minuten verstehen. Eine Hilfe für die Kinder ist es, Zeit sichtbar zu machen z. B. anhand einer Sanduhr oder einer farblich gestalteten Uhr mit Symbolen „Wenn die Sanduhr" durchgelaufen ist, bin ich mit dem Telefonat fertig und kann Dir zuhören", "wenn der Zeiger auf dem Bär steht, bin ich wieder da" wären beispielsweise solche Möglichkeiten.

7.6 Raum für Fragen und Gefühle lassen

Wichtig ist es, in allen Gesprächen viel Raum für mögliche Fragen und vor allem auch Gefühle zu lassen. Ein liebevolles *„Hast Du alles verstanden/habe ich dir das gut genug erklärt? Du kannst mich auch später noch fragen, wenn dir irgendetwas unklar ist oder später erst einfällt oder wenn Dir etwas Sorgen macht"*, vermittelt dem Kind Sicherheit.

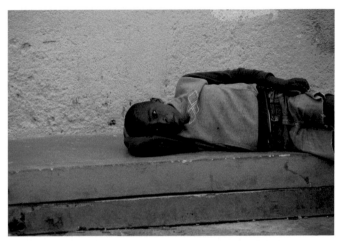

© Angela Horwitz 2021, mit freundlicher Genehmigung

Kinder spüren sehr genau, wenn ihre Eltern nur einen „pädagogischen Auftrag" erfüllen, weil z. B. die Psychologin zu diesem Gespräch geraten hat. Falls Sie Fragen nicht beantworten können, ist das absolut kein Drama. Sagen Sie Ihrem Kind: *„Du, das weiß ich jetzt auch nicht so genau, aber weißt du was, ich frage meinen Arzt/Doktor das nächste Mal und sage es dir dann."*

Dieses, wie alle gegebenen Versprechen, müssen Sie dann einhalten. „Gönnen" Sie Ihrem Kind ruhig das Gefühl, auch nicht alles zu wissen. Insbesondere Gefühlsäußerungen sollte viel Raum gegeben werden. Das gilt für das Weinen ebenso, wie für Angst oder Wut. Den häufig gesprochenen Satz: „Du brauchst keine Angst zu haben" sollte man sich sparen. Er nutzt nicht nur nichts, er sendet das völlig verkehrte Signal: „Mama versteht mich sowieso nicht". Gefühle von Ärger und Aggressionen nicht zuzulassen oder sie sogar zu bestrafen ist eine denkbar schlechte Idee. Hinter diesen Gefühlen verbirgt sich praktisch immer eine große, nicht zu bändigende Angst. Wird ein Kind für diese Gefühle bestraft, verbaut man sich den Zugang zu wichtigen Informationen, über das, was das jeweilige Kind benötigt. Auch brauchen gerade die uns unbequemen Gefühle dringend ein Ventil, damit die angestauten Gefühle sich nicht in Situationen Bahn brechen, die gefährlich für alle Beteiligten werden können.

> Der viel genutzte Satz: „Du brauchst keine Angst zu haben" sollte der Vergangenheit angehören. Die meisten Menschen haben ihn schon einmal gesagt bekommen und können sich sicher daran erinnern, wie wenig hilfreich er war und wie wenig verstanden man sich fühlte.

So hat der zwölfjährige Justus, dessen Mutter ihn stark in seinem Gefühlsausdruck reglementierte, ihr in einem Anfall von Wut eine Tasse heißen Tees übergeschüttet. Dies ist zwar eine extreme Reaktion, aber sie zeigt, dass zuvor schon einiges schiefgelaufen war.

In der Beratung habe ich viele Situationen miterlebt, die sehr eskaliert waren. Eine Mutter rief mich beispielsweise völlig aufgelöst und wirklich verzweifelt an. Ihr sechsjähriger Sohn auf dem Beifahrersitz schluchzte jämmerlich. Der Kleine hatte in einem Anfall von Wut und Verzweiflung seinem gerade am Darm operierten Vater mit den Fäusten in den Bauch geschlagen. Seine Mutter war außer sich und hatte ihm aus einem Reflex heraus heftig geohrfeigt. Der verleugnende Umgang der Eltern mit der Erkrankung war u.a. Ursache des extremen Gefühlsausbruches, wie sich herausarbeiten ließ.

7.7 Hat Ihr Kind Sie verstanden?

Prinzipiell sollte man nicht davon ausgehen und erwarten, dass ein Kind alles Besprochene tatsächlich verstanden hat. Nachfragen heißt hier das Zauberwort. *„Kannst du dir* *das vorstellen, was mit meinem Körper während der Chemo-therapie passiert?"* könnte eine Frage lauten oder auch: „Möchtest du wissen, was eine Chemotherapie genau ist?" Wenn man bemerkt, dass es zu viele Informationen für das Kind waren, sollte man beim nächsten Gespräch weniger ins Detail gehen. Es kann vorkommen, dass Kinder keine erkennbare Reaktion auf die Erkrankung zeigen und auch keine Fragen stellen. Eltern sind in dieser Situation häufig nicht sicher, ob Ihr Kind verstanden hat, was sie ihm erklärt haben. Ein erneutes Gespräch zu beginnen, fällt in dieser Situation umso schwerer. Eines ist jedoch sicher: Die Nachricht kommt bei den Kindern an, selbst wenn man keine erkennbare Reaktionen bemerkt. Bei genauem Hinhorchen zeigen sich häufig versteckte Bemerkungen, gerade von kleineren Kindern, wie folgender Fall deutlich macht.

Die Mutter des vierjährigen Sebastian befindet sich in der Rehabilitationsklinik. Der Ehemann ist mit dem Sohn in der Nähe untergebracht. Die Eltern hatten Sebastian die Erkrankung gut erklärt. Sie gewannen aber den Eindruck, dass dies Sebastian überhaupt nicht interessierte. Er begann während des „Aufklärungsgespräches" zu spielen und er fragte auch nichts. Plötzlich aber begann er, seine Mutter bei den täglichen Besuchen zu fragen, was sie gegessen habe. Er kommentierte beständig die einzelnen Lebensmittel: „Das ist aber gesund", „das ist aber nicht gesund". Sebastian erscheint den Eltern völlig fixiert auf ihr Essen. Auch zu Hause ändert sich das nicht, eher das Gegenteil ist der Fall. Die Eltern sind langsam genervt, weil sie nicht verstehen, warum Sebastian sich plötzlich so fokussiert mit dem Essen beschäftigt. Dieses für die Eltern störende Verhalten führt die Eltern in die Beratung. Sebastian kommt nun zu einer Spieltherapie-sitzung und es dauert nicht lange, bis das Thema Essen spielerisch inszeniert wird. Sebastian beginnt, eine weib-lich Puppe zu tadeln, da sie falsche Dinge gegessen habe und deshalb krankgeworden sei. Im weiteren Verlauf stellt sich zusätzlich heraus, dass er sich schuldig fühlte. Die Puppe habe nur genascht, weil Sebastian böse war. Wie sich herausstellen sollte, gab es reale Erlebnisse: Die Mutter von Sebastian hatte die Angewohnheit, an die Schublade mit den Süßigkeiten zu gehen und hier mehr zu essen, als sie dies für gut hielt und zwar immer dann, wenn sie sich ärgerte. Darüber schimpfte sie laut.

Hier lassen sich bis zu diesem Punkt zwei Dinge erkennen: Zum einen, dass Sebastian sehr wohl verstanden hatte, was seine Eltern ihm hinsichtlich der Krebserkrankung erklärt haben und zum anderen, dass er sich mit den Ursachen beschäftigte und sich scheinbar auch als Verursacher wahrnahm, wie das viele Kinder tun

7.8 Die Wahrheit, nichts als die Wahrheit

Wenn ich mit Eltern über ihre Erziehungsprinzipien spreche, stellt sich immer wieder heraus, wie wichtig den meisten Eltern eine wahrhaftige, offene Kommunikation ist. Kinder anzulügen, ist in der heutigen Zeit eher verpönt. Den meisten Kindern wurde auch von nicht gläubigen Eltern immer schon das 8. Gebot beigebracht: „Du sollst kein falsches Zeugnis geben", d. h. „Du sollst nicht lügen."

Auch Authentizität, also wahrhaftig in der Beziehung zu seinen Kindern zu sein, ist vielen Eltern ein hoher Wert. Wenn es aber um das Thema Krebs geht, sind diese Erziehungswerte oft über Bord geworfen. Es lohnt sich, über die Frage nachzudenken warum das so ist. Das finden auch Eltern in der Beratung spannend. Sie sind fast immer positiv überrascht, wenn ich sie auf diese Diskrepanz aufmerksam mache.

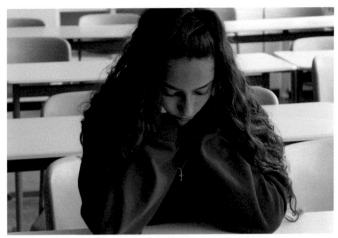

© Angela Horwitz 2021, mit freundlicher Genehmigung

Kinder, so klein sie auch sind, haben wie schon erwähnt, sehr feine Antennen, insbesondere dann, wenn es um die Stimmung ihrer engsten und wichtigsten Bezugspersonen geht. Wie feinfühlig und sensibel ihr Kind ist, berichten Eltern immer wieder mit einem gewissen Stolz. In der schwierigen Erkrankungssituation gerät Eltern oft dieses Wissen über ihr Kind aus dem Blick. Die Frage, die sich Eltern in der Regel stellen, ist, wie viel an Information sie ihrem Kind geben oder zumuten sollen. Auf die verschiedenen Altersstufen wurde bereits eingegangen. Ganz allgemein sollte das Kind wissen, um welche Erkrankung es sich handelt:

- Die Krankheit Krebs sollte konkret benannt werden: „Ich habe: „Brustkrebs, Darmkrebs, Gehirntumor, Blutkrebs, Prostatakrebs, Lungenkrebs, um die häufigsten Krebsarten beispielhaft zu nennen.
- Umschreibungen wie Geschwulst, oder böse Zellen sollte man tunlichst vermeiden da Sie sicher sein

können, dass Ihr Kind aus irgendeiner Ecke die „Diagnose Krebs" erfährt.

- In einem nächsten Schritt sollten die geplante Therapie und auch Nebenwirkungen, die am wahrscheinlichsten auftreten werden, wie Haarverlust, Müdigkeit etc. erklärt werden.
- Auch elementar wichtig für Kinder ist, was sich in den nächsten Tagen ganz konkret in ihrem Alltag verändern wird. Je jünger das Kind, desto wichtiger sind Informationen, welche Veränderungen die nächsten Tagen betreffen.
- Über alle möglichen Eventualitäten und die Reha, die irgendwann vielleicht folgen wird, sollte man zu diesem Zeitpunkt nur dann sprechen, wenn Ihr Kind explizit danach fragt.
- Auf Fragen sollte immer ehrlich geantwortet werden

> Seien Sie gnädig mit sich. Wenn Sie einen Fehler erkennen, korrigieren Sie ihn und geißeln Sie sich nicht für ein nicht ganz so perfektes Verhalten.

Exkurs: Was ist denn eigentlich die Wahrheit?

Ich bin immer wieder erstaunt, dass Eltern fragen, ob es denn wirklich wichtig sei, dass ihr Kind alles weiß? Die Antwort: Zwischen „nichts" und „alles" gibt es viele Stufen und gemeint ist mit „alles" für Eltern oft das Elementarste. Nämlich dass Mutter oder Vater an Krebs erkrankt ist, ein Rückfall oder Metastasen diagnostiziert wurde oder dass der betreffende Elternteil nicht mehr gesund werden oder gar sterben wird.

Wahrheit bezeichnet allgemein die Richtigkeit eines Sachverhaltes und ist der Gegensatz einer Lüge, die absichtlich einen Sachverhalt falsch beschreibt. Für kleinere Kinder ist das wahr, was sie sehen und erleben. Sie kennen noch keine Lüge. Die Fähigkeit zur Lüge ist an eine bestimmte Entwicklung des Gehirns gekoppelt. Werden Kinder von Eltern über ihre Erkrankung beispielsweise oder andere wichtige Ereignisse und Themen in ihrem Leben angelogen, begreifen sie die Welt, in der sie leben, nicht. Sie werden stark verunsichert und durcheinander. Sie beginnen oft, an sich selbst zu zweifeln, da die Eltern für sie in der Regel unantastbar und Helden sind, die auf einem hohen Podest stehen. Auf ihre Situation übertragen heißt das: Die Kinder spüren, dass etwas Schlimmes passiert ist, aber die Eltern tun so, als ob nichts wäre. Diese Unsicherheit bringt die Gefühle der Kinder durcheinander. Sie fangen dann an, sich selbst oder den Eltern zu misstrauen. Die ohnehin schwierige Situation wird noch komplizierter, da die Kinder auf nicht eindeutige Situationen häufig mit Verhaltensauffälligkeiten reagieren.

Irgendwie, und sei es durch einen dummen Zufall, kommt erfahrungsgemäß fast immer die Wahrheit ans Licht: Sie oder Ihr Partner haben Krebs. Es nicht von Ihnen zu erfahren ist für Ihr Kind schlimm, es bedeutet einen enormen Vertrauensbruch. Für das Kind heißt das: „Meine Eltern vertrauen mir nicht und ich kann mich nicht mehr auf sie verlassen".

Dazu ein Beispiel: Eine betroffene Mutter hatte extreme Schwierigkeiten, ihrem Kind mitzuteilen, dass sie an Krebs erkrankt war und ihre Haare verloren hatte. In der Beratung sagte sie: "Meine Tochter ist wie ich, eine Ästhetin. Sie bewundert mich immer und sagt jeden Tag zu mir, dass ich eine schöne Mama sei". Seit Beginn der Chemotherapie trug sie eine Perücke. Sie könne nicht ertragen, wenn ihre Tochter sich vor ihr möglicherweise ekele oder sich für sie geniere. Nun holte sie ihr Kind und das einer Freundin aus dem Kindergarten ab. Die Freundin der Tochter rief: „Deine Mama hat keine Haare mehr weil sie Krebs hat." Das Mädchen der erkrankten Mutter blieb zunächst wie erstarrt stehen und begann bitterlich zu weinen. Es war sehr unglücklich, dass die Mutter ihr nichts über die Krankheit erzählt hatte und die Freundin vor ihr wusste, was los war. Sie wollte fortan nicht mehr in den Kindergarten und auch nicht mehr mit ihrer Freundin spielen. Diese Situation führte die Mutter dann in die psychoonkologische Beratung. Schweigen oder Lügen wirkt sich in der Regel sehr negativ aus. Gerade in einer Zeit, in der eine gute Beziehung zwischen Eltern und Kind häufig die einzige Sicherheit ist, kann dies die Atmosphäre vergiften und die Unsicherheit vergrößern.

Wie in dieser Fallgeschichte deutlich wird, ging es hier auch primär um die Eitelkeit der Mutter und nicht um das Wohl des Kindes. Die Mutter fühlte sich beschämt, als ihr das selbst im Verlauf des Gespräches klar wurde.

7.9 Was sollten Kinder in den verschiedenen Altersstufen nach einem Gespräch wissen:

Kleinkinder:

- Vater oder Mutter ist ernsthaft krank.
- Die Krankheit heißt Krebs. Je nach Sprachverständnis des Kindes sollte die Krankheit genau benannt werden.
- Die Krankheit ist nicht ansteckend, wie Masern etc. Menschen werden manchmal krank, ohne dass man weiß, warum.
- Ärzte und Eltern selbst tun alles, was sie tun können, damit Mama oder Papa wieder ganz gesund werden.
- Es muss diese/jene Behandlung gemacht werden.
- Die Behandlung bekämpft die Krankheit, macht aber auch Veränderungen im Körper, die einem nicht so guttun, wie z. B. Müdigkeit, Übelkeit, Haarausfall.

- Es wird diese und jene Veränderung im Alltag geben (Versorgung des Kindes).

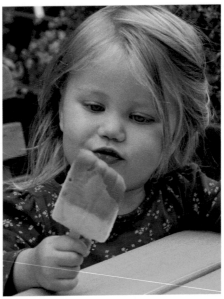

© Angela Horwitz 2021, mit freundlicher Genehmigung

Schulkinder:

- Sie sind ernsthaft krank.
- Die Krankheit heißt Krebs
- Die Krebserkrankung sollte Ihr Kind kennen: „Ich habe z. B. Brustkrebs/ Darmkrebs/ Blutkrebs/ Prostatakrebs/ Lungenkrebs.

Es ist wichtig, dass Sie die Krebserkrankung genau beim Namen nennen. Der Begriff „Krebs" allgemein kann zu viele negative Assoziationen hervorrufen. Insbesondere, wenn ein Prominenter oder jemand aus dem Freundes-

oder Bekanntenkreis an Krebs verstorben ist können Ängste geschürt werden, die mit der konkreten Situation wenig zu tun haben.

- Krebs entsteht aus defekten Zellen im Körper, die vom Körper nicht mehr repariert werden können und sich schnell vermehren. Es gibt Ursachen, die wir kennen, wie eine genetische Vorbelastung, Rauchen, schlechte Ernährung, Gifte, Bewegungsmangel. Aber keine dieser Faktoren kann für sich alleine eine Krebserkrankung auslösen.
- Niemand ist an der Erkrankung schuld, Menschen werden krank. Sagen Sie dies Ihrem Kind.
- „Ich bin zwar manchmal beunruhigt und es wäre auch seltsam, wenn das nicht so wäre. Ich fühle mich aber in sehr guten Händen und die Ärzte und ich selber werden alles tun, um die Behandlung gut durchzustehen und wieder gesund zu werden".
- Dies sollten Sie aber nur dann sagen, wenn die Krankheit nicht schon weiter fortgeschritten ist.
- Im fortgeschrittenen Stadium sollte Ihr Kind dies auf alle Fälle wissen. Sie können ihm sagen, sofern Sie selbst auch daran glauben, dass die Krebserkrankung sich weiter ausgebreitet hat, dass Sie jedoch hoffen, dass neue, wirksame Medikamente auf den Markt kommen, die eine weitere Ausbreitung verhindern. Sie können auch sagen, das Sie auf ein Wunder hoffen bzw. fest daran glauben, falls Sie dies auch tun.

Spontanheilungen oder unerwartete Heilungen gibt es immer wieder und sie kommen häufiger vor als ein Sechser im Lotto. Wenn Sie hierüber mehr lesen möchten empfehle ich das Buch von Kappauf und Gallmeier: Wunder sind möglich. Spontanheilungen in der Onkologie."

- Ihr Kind sollte wissen, welche konkreten Untersuchungen jetzt anstehen.
- Veränderungen im aktuellen Alltag sollten dem Kind bekannt sein.
- Ihr Kind braucht die Information, warum Sie Ruhepausen benötigen als Folge der Behandlung, welche nicht nur die Krebszellen im Körper angreift, sondern auch gesunde Zellen, die dann nicht mehr so gut arbeiten können und Zeit zur Erholung benötigen.
- Möglicherweise körperliche und seelische Veränderungen sollte Ihr Kind einzuordnen wissen
- Emotionale Schwankungen sind normal und auf die Situation zurückzuführen. Sie haben nichts mit einem „Fehlverhalten" des Kinds zu tun.
- Die Kinder sollten wissen, warum es unabdingbar ist, dass die Lehrer über die Situation in Kenntnis gesetzt werden.
- Es ist wichtig, klar zu machen, warum z. B. kleinere Aufgaben im Haushalt auch von Ihrem Kind übernommen werden müssen. Das sollte jedoch nicht als Voraussetzung benannt werden, damit Sie dann schneller gesunden. Es ist wichtig für Ihr Kind zu erkennen, dass eine Erkrankung eine Anpassung der ganzen Familie erfordert.

Jugendliche sollten all das wissen, was die jüngeren Schulkinder auch wissen sollten. Darüber hinaus noch dies:

- Das Krankheitsbild sollte konkretisiert und die folgenden Behandlungsschritte erklärt worden sein.
- Auch wenn Jugendliche viel verstehen und vor allem so tun, als ob sie alles verstanden haben, sollten sie nicht mit zu viel „Wenn" und „Aber" überfordert werden.
- Die Fragen von Jugendlichen sollten Sie möglichst genau beantworten. Jugendliche haben heute fast alle Zugang zum Internet. Sie recherchieren und sind mit

den Informationen, die sie dort finden, häufig völlig überfordert. Besprechen Sie mit Ihrem Kind, welche Informationsquellen seriös sind und welche eher nicht.

- Hilfe anzunehmen, hat nichts mit „schwach sein" zu tun, sondern ist eher Ausdruck des Gegenteils.
- Jugendliche mit nur einem Elternteil sollten wissen, an wen sie sich im Notfall wenden können. Wichtig ist ebenfalls, dass sie wissen, wer eine Betreuungsvollmacht hat und wer den Jugendlichen im Ernstfall aufnehmen kann.
- Besprechen Sie auch mit Ihrem Kind, was Sie konkret an Hilfen von ihm benötigen.
- Dass Gespräche mit dem behandelnden Arzt und dem Psychoonkologen sinnvoll und möglich sind.
- Dass es viele Unterstützungsangebote gibt vor allem auch Gruppen mit gleich betroffenen Kindern.

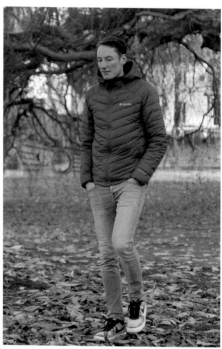

© Angela Horwitz 2021, mit freundlicher Genehmigung

8

Themen darüber hinaus: Größere Ereignisse ankündigen

In jedem Fall sollten Sie mit Ihrem Kind über große Ereignisse, wie eine Therapie, deren Folgen oder einen geplanten Rehabilitationsaufenthalt sprechen. Erzählen Sie Ihrem Kind auch, warum jetzt z. B. der Opa, die Tante oder eine Freundin/Freund eine Weile in der Familie bleiben werden etc. Wenn der Krebs wiedergekommen ist oder feststeht, dass es keine Heilung mehr gibt, sprechen Sie, wenn irgend möglichst frühzeitig mit Ihrem Kind darüber.

Beispiel: Der 12-jährigen Annika sagte die Mutter, dass der Vater wieder gesund würde. Sie sagte dies, weil sie selbst hoffte, dass ihr Mann „es doch" und „wider Erwarten" schaffen würde. Aber auch weil sie nicht wusste, wie sie mit Annika über die Möglichkeit, dass ihr Vater sterben könnte („diese Dinge") sprechen konnte. Auch die Oma bestärkte die Mutter in ihrer Haltung. Das Mädchen wollte den Vater aber immer seltener im Krankenhaus besuchen. Sie wurde zum Teil sehr „zickig" und auch aggressiv – so die Mutter. Irgendwann rief sie: „Ihr sagt mir sowieso nicht die Wahrheit!" und

© Der/die Autor(en), exklusiv lizenziert durch Springer-Verlag GmbH, DE, ein Teil von Springer Nature 2022
B. Senf, *Wie sage ich meinem Kind, dass ich Krebs habe?*
https://doi.org/10.1007/978-3-662-64607-6_8

lief aus dem Zimmer. Im Beratungsgespräch wurde sehr bald deutlich, dass Annika mehr ahnte oder wusste, als die Mutter sich vorstellen konnte. Ihr wurde nun schnell klar, dass es „höchste Eisenbahn" war, mit ihrer Tochter offen zu sprechen.

8.1   Halten Sie Versprechen ein

Versprechen Sie nichts, was Sie nicht halten können. Kinder klammern sich an das, was die Eltern ihnen sagen. Das bedeutet Sicherheit und Verlässlichkeit für sie. Kinder verlieren, wie schon erwähnt, völlig das Vertrauen, wenn sie merken, dass die Eltern ihr Versprechen gebrochen haben. Das bedeutet für sie: *„Du hast mich angelogen"* und sie zerbrechen sich den Kopf darüber, warum das so ist. Oft geben sie sich selbst die Schuld, um ihre Eltern nicht in Zweifel zu ziehen. Außerdem lernen Kinder auf diese Art und Weise, dass man bei wichtigen Dingen nicht verbindlich sein muss.

Ich erinnere mich noch sehr gut an die zweijährige Lisa, deren Mutter bei einer Kollegin in Beratung war. Meine Kollegin kam aus dem Gespräch heraus zu mir und bat mich um Unterstützung. Die Patientin, selbst Ärztin und weit fortgeschritten erkrankt, hat auf die Frage ihrer Tochter, ob sie sterben müsse geantwortet: „Mamas sterben nie". Die Patientin wusste, dass dies wahrscheinlich keine gute Idee war, wusste aber so spontan auch nicht, was sie auf die Frage ihrer Tochter anderes hätte antworten können.

> Versprechen Sie nichts, was Sie nicht sicher halten können. Wenn Sie sich von einer Frage überrumpelt fühlen sagen Sie Ihrem Kind, dass es eine sehr wichtige Frage gestellt hat und Sie sich Zeit nehmen möchten, sie in Ruhe zu beantworten.

Die Verlockung, sich um eine wahrhaftige Antwort herum zu mogeln, ist groß und ich kann es nur allzu gut nachvollziehen. Es nutzt jedoch nichts. Erfahrungsgemäß kommen Schwindeleien, ein Drumherumreden oder gar Lügen wie ein Bumerang zurück und ziehen den Kindern den Boden unter den Füßen weg, wenn sie das bemerken.

8.2   Krebs in Zeiten einer Pandemie

Je nachdem, welche Behandlung bei Menschen mit einer Krebserkrankung ansteht, spielt das Thema „Ansteckungsgefahr durch Viren und Bakterien" eine große Rolle. Eine Chemotherapie kann das Immunsystem manchmal so herunterfahren, dass die Abwehrzellen, insbesondere die Leukozyten in Bereiche abfallen, die das Infektionsrisiko sehr ansteigen lassen. Patienten, die unter Chemotherapie stehen, wird empfohlen, sich von größeren Menschenansammlungen fern zu halten und den Kontakt zu Menschen zu meiden, die an einem grippalen Infekt oder sonstigen übertragbaren Krankheiten leiden. Kinder von Patienten, die unter Therapie stehen, sind also bestens vertraut mit dem Thema „Isolierung". Sie fühlen sich oftmals benachteiligt, da bestimmte Aktivitäten für sie nicht infrage kommen, um Mutter oder Vater nicht in Gefahr zu bringen.

Mit der Pandemie hat sich die Situation für Krebspatienten und ihre Familien einerseits erheblich verschärft, andererseits gibt es auch Entlastungsmomente.

„Irgendwie cool. Jetzt darf keiner raus und ich muss nicht immer der Spielverderber sein", sagte Lena in der Therapiesitzung.

Auch das Tragen einer Maske, was sogleich signalisiert, dass *„...bei uns etwas anders ist, dass mein Vater krank ist, dass mein Vater Krebs hat..."* schützt Kinder zum Teil vor der „Identifizierung" als „Krebsfamilie", wie es der 15-jährige Nils einmal ausdrückte.

Den meisten Kindern ist es sehr unangenehm, sich zu „outen". Kinder und Jugendliche möchten, dass bei ihnen zu Hause alles so normal ist, wie in anderen Familien auch. Jede Abweichung von der Norm, wird als unangenehm empfunden.

Eltern mit einer Krebserkrankung in Zeiten der Pandemie stehen vor enormen Herausforderungen:

Frau A. muss sich schon viele Jahre mit ihrer Erkrankung und immer neuen Hiobsbotschaften auseinandersetzen. Ihre Kinder, bei der Erstdiagnose sechs und neun Jahre alt und ihr Ehemann, sind diesen Höhen und Tiefen ebenso ausgesetzt. Die Pandemie mit Onlineunterricht, mit Arztterminen, die zu koordinieren waren, stellte die ganze Familie vor fast unlösbare Probleme. Schlimm wurde es aber insbesondere, als der Schulbesuch wieder möglich sein sollte. Krebspatienten wurde die Entscheidung freigestellt. Sie konnten selbst entscheiden, ob sie ihre Kinder in Präsenz beschulen lassen oder nicht. „Eine tolle Freiheit ist das. Ich werde mit der ganzen Last alleine gelassen. Keiner hilft mir. Was ist, wenn ich meine Kinder zur Schule schicke? Dort infizieren sie sich möglicherweise mit Covid 19, stecken mich an und ich sterbe. Danach werden sie sich ihr ganzes Leben lang unglücklich fühlen und ihre Schuldgefühle nicht mehr los. Andererseits: Ich kann doch meinen Kindern nicht über Monate den Schulbesuch und die Kontakte zu ihren Freunden verweigern, aus Angst, dass sie Covid 19 mit nach Hause bringen und ich möglicherweise daran sterbe."

Ein wirkliches Dilemma und kaum befriedigend zu lösen. Ich habe mit der Patientin ausführlich über das Für und Wider gesprochen und ihr geraten, auch die Meinung der Kinder einzuholen und natürlich die ihres Mannes. Auch ein Gespräch mit den Lehrern und dem Schuldirektor war wichtig, damit sich Frau A. nicht alleine mit diesen Themen herumschlagen musste. Zudem vertieften wir das Thema: „Wie sicher kann man sein, wieviel Kontrolle über unser Leben haben wir wirklich? Kann man alles „versichern"?" Hilfreich ist es, in solchen Situationen Beratung von Profis einzuholen und Familiengespräche zu vereinbaren.

> Institutionen wie die Deutsche Krebsgesellschaft e. V., die Deutsche Krebshilfe e. V. und der Krebsinformationsdienst stellen Informationen zur Verfügung für betroffene Patienten und die Entscheidung, ob ein Schulbesuch unter welchen Bedingungen o.k. ist. Sie sollten das Thema auch unbedingt mit Ihrem Onkologen besprechen.

8.3   Besuche im Krankenhaus und auf der Intensivstation

Immer wieder erfahre ich, dass Eltern unsicher sind, ob sie ihrem Kind den Besuch im Krankenhaus zumuten sollen. Unglücklicherweise raten auch viele Ärzte vom Besuch in der Klinik ab. Je jünger das Kind, desto eher. Letzteres gilt vor allem für den Besuch auf Intensivstationen. Hier gilt die allgemeine Regel: „Kinder unter 14 Jahren ist der Zutritt untersagt". Ich habe den Eindruck, niemand weiß so genau, woher diese Regel stammt, dennoch wird diese Vorschrift bedauerlicherweise in vielen Kliniken akribisch befolgt. Sicher möchte man hier auch Kinder primär vor Leid beschützen, sich selbst vielleicht ebenfalls vor Gefühlen, die ein solcher Besuch auslösen könnte.

Ich plädiere aufgrund meiner Erfahrungen sehr dafür, den Kindern den Besuch im Krankenhaus, oder aber auch auf der Intensivstation zu ermöglichen. Voraussetzung ist allerdings:

- Ihr Kind selbst sollte gesund sein (Stichwort COVID-19)
- Ihr Kind sollte den Besuch von sich aus wollen. Dies wiederum hängt wesentlich davon ab, ob der gesunde Elternteil, oder wer immer auch für das Kind bedeutsam ist, einen Besuch ebenfalls befürwortet.
- Ihr Kind braucht eine zuverlässige und stabile Begleitung bei einem Besuch.
- Kinder sollten genauestens auf die Intensivstation vorbereitet werden. Wie sieht es da aus, welche Geräte stehen dort, welche Geräusche sind zu erwarten.
- Ihr Kind sollte wissen, welche Geräte Mutter oder Vater „überwachen" und welche Schläuche zu sehen sind.
- Wichtig ist, im Voraus auch genau zu erklären, wie die Hautfarbe ist, bzw. ob Vater oder Mutter sehr verändert aussehen.

9

Krebs betrifft die ganze Familie

Die Diagnose Krebs erschüttert, wie schon in Kapitel vier beschrieben, insbesondere dann, wenn die Diagnose mit der Elternschaft zusammenfällt, bis ins „Mark". Vor allem Mütter und Väter, die noch schulpflichtige Kinder haben, beschäftigt sehr schnell die quälende Frage, ob sie ihr Kind noch aufwachsen sehen werden und ob sie es auf seinem Weg ins Leben begleiten können.

Es tauchen Gedanken und Bilder auf, die plötzlich das ganze Leben infrage stellen können:

- Werde ich wieder gesund?
- Wie lange lebe ich überhaupt noch?
- Warum bin ich an Krebs erkrankt?
- Was habe ich falsch gemacht?
- Wie sieht der Rest meines Lebens aus?
- Kann ich meinen Beruf überhaupt noch ausüben?

© Der/die Autor(en), exklusiv lizenziert durch Springer-Verlag GmbH, DE, ein Teil von Springer Nature 2022
B. Senf, *Wie sage ich meinem Kind, dass ich Krebs habe?*
https://doi.org/10.1007/978-3-662-64607-6_9

- Schaffe ich es, damit fertig zu werden?
- Was sage ich den Nachbarn, den Freunden und vor allem: Wie sage ich es meinem Kind?

Der Boden unter den Füßen ist nicht mehr da, aber er fehlt nicht nur dem, der die Diagnose erhalten hat, sondern auch dem Partner und je nachdem, auch den Kindern. Auf einmal ist nichts mehr, wie es vorher war und die Familie muss sich neu organisieren. Fällt der Ernährer der Familie aus, drohen vor allem finanzielle Einbußen. Erkrankt der Elternteil, der sich hauptsächlich um die Kinder kümmert, muss der komplette Familienalltag um- oder neuorganisiert werden. Besonders hart trifft es Alleinerziehende, Menschen, die gerade erst neu in der Stadt oder gar neu im Land leben und noch kein soziales Netzwerk aufgebaut haben, Menschen, die in Armut leben, Menschen, die ein krankes Kind versorgen müssen oder einen anderen pflegebedürftigen Angehörigen. Neben dem Verarbeiten der Diagnose kommen ganz neue Herausforderungen, neue Pflichten im Alltag für alle hinzu:

- Der Erkrankte muss zur Therapie oder zum Hausarzt gefahren werden. Wer kann das übernehmen?
- Wer kümmert sich in dieser Zeit um die Kinder?
- Wer kocht das Essen?
- Wer holt die Kinder vom Kindergarten oder von der Schule ab und wer kümmert sich dann um sie?
- Wer bringt sie in den Sportverein oder zum Ballettunterricht und wer macht die Hausaufgaben mit ihnen?

Neben all diesen Sorgen und Verpflichtungen der Eltern bleibt meist nicht mehr viel konkrete Zeit und Aufmerksamkeit für die Kinder, auch wenn sich gefühlsmäßig vieles um sie dreht. Das geht vielen Eltern so, insbesondere dann, wenn sie wenig Hilfe von ihrem Umfeld erwarten können. Auch der Alltag der Kinder gerät aus den Fugen, da die ganz normale Alltagsroutine häufig nicht mehr beibehalten werden kann. Hinzu kommt, dass die Kinder die Belastung der Eltern spüren und unmittelbar davon betroffen sind.

> Hinzu kommt, dass der Erkrankte für kürzere oder längere Zeit – vielleicht aber auch überhaupt nicht mehr – seiner Arbeit nachgehen kann. Finanzielle Engpässe oder gar finanzielle Not bleiben besonders bei Alleinerziehenden häufig nicht aus.

Die Welt des Kindes, die bis dahin meist klar und übersichtlich organisiert war, ist plötzlich unsicher geworden. Das verursacht fast immer große Angst, die sich manchmal auf kaum durchschaubare oder störende und unangenehme Weise äußern kann. Wenn Erwachsene das nicht erkennen und einordnen können, kann ihre eigene Reaktion die Unsicherheit und die Angst des Kindes verstärken und die Not des Kindes bleibt unerkannt. Auf die Dauer bedeutet das einen enormen Stress für die Kinder und es können sich ernste seelische Störungen entwickeln. Deshalb braucht Ihr Kind gerade in dieser Situation viel Liebe und Zuwendung, vor allem aber das Gefühl von Sicherheit. **Machen Sie sich und Ihrem Kind ein wertvolles Geschenk: Nehmen Sie sich immer wieder bewusst Zeit füreinander.**

9.1   Was Ihnen als Familie noch helfen kann

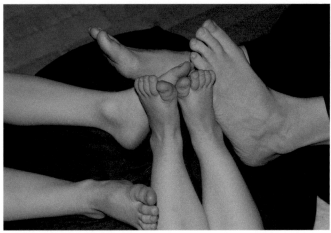

© Angela Horwitz 2021, mit freundlicher Genehmigung

Wie schon Eingangs betont, ist jede Familie einzigartig und folgt ihren eigenen Regeln und Gesetzen und hat ihre eigenen Themen. Diese sind häufig von den eigenen Eltern und Großeltern übernommen und modifiziert und angepasst für die eigene Familie. Von daher gibt es keine Empfehlung, die für alle Personen innerhalb einer Familie gleiche Gültigkeit hat. Dennoch zeigt die Erfahrung, was fast allen Menschen guttut, was hilfreich ist. Dies gilt ebenso für das System „Familie". Die folgenden Abschnitte gehen deshalb auf Verhaltensweisen ein, die sich als entlastend und stabilisierend erwiesen haben.

9.2   Ein offener Umgang

Auch wenn ich mich hier wiederhole: Der ganzen Familie hilft, wie z. B. der Bericht von Jonathans und Michels Mutter in Kap. 12.2, zeigt, ein offener und ehrlicher Umgang mit der Krankheit und den Veränderungen, die damit einhergehen, immens. Erstaunt bin ich immer wieder, dass die Erkenntnis, wie entlastend offene Gespräche von allen Beteiligten erlebt werden, nicht nachhaltig ist. Es scheint, wenn es um das Thema Krebs geht, einfach zu schwer zu sein. Es fällt uns in der heutigen Zeit einfacher, über intime Themen, Sexualität usw. mit unseren Kindern zu sprechen, als über eine ernste Krankheit wie Krebs. Krebs ist in unser aller Köpfen zu sehr mit Leid, Sterben und Tod verbunden. Diese Themen werden, und das ist keine neue Erkenntnis, aus unserem normalen Alltag ausgeklammert, tabuisiert.

Zurück zu dem, was sich für viele Betroffene als hilfreich erwiesen hat: Wenn sie als Erkrankter einigermaßen gut mit Ihrer Krankheit und den damit verbundenen Sorgen und Ängsten zurechtkommen und sich erlauben können, möglichst offen eigene Gefühle, Fragen und Verhaltensweisen zu reflektieren, überträgt sich diese Haltung, dies ist unbestritten, auf Ihr Kind, Ihre Kinder.

Das ist jedoch einfacher gesagt als getan und was bedeutet „einigermaßen gut mit seiner Erkrankung zurechtkommen?"

Wie vielen Betroffenen machte es Herrn M. große Mühe zu verstehen, warum er so schwer erkrankt war. Die Diagnose machte Angst und die Therapie raubte viel Kraft. Herr M. suchte nach Fehlern in seinem Verhalten. Er habe immer nur daran gedacht, dass es seinen Kindern im Leben einmal besser gehen solle, als ihm selbst in seiner Kindheit. Er habe immer nur gearbeitet, wenig Zeit für seine Familie genommen und für sich selbst schon gar nicht. Ihm fiel es sehr schwer, über die Erkrankung selber und die emotionalen Tiefen zu sprechen, in welche diese ihn stürzte. Er war immer „der starke Mann im Haus", berichtete er im Einzelgespräch und könne einfach nicht akzeptieren, welchen Schicksalsschlag er erlitten habe. Nun war er auf Hilfe angewiesen, war zu schwach, um einen kleinen Spaziergang zu bewältigen. Die Unberechenbarkeit des Gehirntumors, der immer wieder zu einem erhöhten Hirndruck mit der Folge wiederholter epileptischer Anfälle führte, verunsicherten ihn erheblich. Herr M. wollte nicht, dass seine Familie auch noch mehr als notwendig unter der Situation leiden musste und so kapselte er sich immer mehr ab. Er sprach kaum noch, schimpfte allerdings immer häufiger und war wütend auf alle und keinen. Das verstanden insbesondere die Kinder nicht. Sie fühlten sich ebenfalls schuldig an der Situation. „Vielleicht ist Papa ja nur krank geworden, weil ich so schwierig war", äußerten sie.

Wir sehen an diesem Beispiel, dass die Verarbeitung der Krebsdiagnose für Herrn M. und damit auch seiner Familie momentan das größte Problem darstellte. Sind der Betroffene, die Eltern oder Betreuungspersonen mit sich selbst aber lange nicht „im Reinen" und hadern mit ihrem Schicksal, fühlen sich schuldig und schlecht, bekommen Kinder unklare Botschaften: Einerseits bekommen sie das Signal, wie wichtig sie den Eltern sind und welche Bedeutung sie haben, andererseits erfahren sie die Zerrissenheit und die Schwierigkeit des Elternteils, mit der Situation so umzugehen, dass Stress und Angst reduziert werden. Dies verunsichert Kinder und Jugendliche zusätzlich. Die erste Hilfe an dieser Stelle ist es, sich genau mit diesen Themen auseinander zu setzen. Das geht am ehesten mit guten Freunden und/oder mit professioneller Hilfe, die den Blick von außen haben, nicht direkt mitbetroffen sind und so eher Lösungswege erkennen können.

Meine Erfahrung nach ist es oft entlastend zu erfahren, dass die Auseinandersetzung mit der Erkrankung ein Prozess ist, der über viele Wochen und Monate andauern kann (nicht muss!). Setzen Sie sich deshalb nicht noch zusätzlich unter Druck, geben Sie sich Zeit und sprechen Sie wenn möglich auch mit Ihrem Kind über das Auf und Ab und dass die Gefühle manchmal Achterbahn fahren. Das verstehen Kinder sehr gut.

> Krankheitsverarbeitung ist ein Prozess der nicht gradlinig von A bis Z verläuft, sondern eher im Zick-Zack-Kurs. Den Diagnoseschock zu verarbeiten, kann Wochen dauern. Je stärker man versucht, das Thema abzuwehren, desto länger dauert der Prozess an.

> Professionelle Hilfe bietet Ihnen die Möglichkeit, die Verarbeitung in eine für Sie positive Richtung deutlich zu beschleunigen.

Eine junge Mutter, deren Erziehungsprinzip schon immer von einem offenen Umgang mit ihrer Tochter geprägt war, wählte völlig spontan einen anderen Weg, um mit ihrer Brustamputation umzugehen:

„Als mich meine 5-jährige Tochter nach der Brustamputation im Krankenhaus besuchte, habe ich sie nach der Begrüßung und nachdem die mitgebrachten Blumen in einer Vase verstaut waren, in den Arm genommen und auf mein Bett gesetzt und meine erst Frage war: „Willst Du mal sehen, was operiert wurde?" Sie nickte begeistert und neugierig und ich habe ihr die Narbe bzw. den Verband gezeigt. Damit war für mich der „Bann" gebrochen und ich kann mich meiner

Tochter seither unbefangen zeigen, erzählte sie. Auch in der Folgezeit gab es diesbezüglich mit der Tochter keine Probleme. Freilich waren nicht alle schwierigen Themen damit erledigt. Die Tochter dieser jungen Mutter hatte jedoch das Gefühl, dies ging aus vielen kleineren Bemerkungen hervor, von Beginn der Erkrankung an mitzubekommen, dass mit „offenen Karten" gespielt wird. Dies vermittelte ihr die gerade in dieser Situation dringend notwendige Sicherheit.

9.3   Soll ich andere informieren, ja oder nein?

Aus Furcht vor falschem Mitleid, oder befürchtetem Gerede hinter ihrem Rücken, wünschen sich manche Eltern, dass möglichst wenige Menschen von der Erkrankung erfahren. Dieser Wunsch ist verständlich und nachvollziehbar, hat darüber hinaus Konsequenzen für Ihr Kind.

Für Kinder bedeutet das „Sprechverbot", dass noch nicht einmal ausdrücklich ausgesprochen werden muss, um befolgt zu werden, eine enorme Belastung: Etwas enorm Wichtiges, was gerade in der Familie passiert, die Fragen, die sich stellen, die Gefühle, die ausgelöst werden sollen als Geheimnis gehütet werden. Hierzu ein Beispiel:

Frau S. ist eine alleinerziehende Mutter. Bei ihr wird Brustkrebs in einem frühen Stadium diagnostiziert. Die Heilungschancen sind sehr gut. Anja, ihre 13-jährige Tochter, weiß Bescheid und hat die Diagnose scheinbar gut verkraftet. Mutter und Tochter haben ein sehr enges Verhältnis. Die Mutter möchte jedoch nicht, dass irgendjemand von der Krankheit erfährt. Anja hält sich an das Verbot darüber zu sprechen, sie ist ihrer Mutter gegenüber äußerst loyal. Warum Anja immer „komischer" wird, verstehen ihre Freundinnen nicht und auch die Lehrer sind ratlos und reagieren ungehalten auf das ausweichende Verhalten von Anja. Es kommt zu einem offenen Konflikt, in dessen Folge Anja in der Klasse in Tränen ausbricht. Erst jetzt erfährt die Lehrerin, was zu Hause los ist. Nun hat Anja ihrer Mutter gegenüber ein extrem schlechtes Gewissen. Mit diesem Konflikt wendet sie sich von sich aus an mich, ohne dass die Mutter davon wusste.

Ein wichtiges Argument dafür, offen mit der Erkrankung umzugehen, Betreuungspersonen, z. B. Lehrer und Erzieher, zu informieren, ist über das Gesagte hinaus folgendes: Verhaltensauffälligkeiten von Kindern zeigen sich oft zuerst im Kindergarten oder in der Schule. Wenn Pädagogen Bescheid wissen, können sie eine Verhaltensänderung auf die veränderte Situation, d. h. die Angst der Kinder, zurückführen. Nichts wäre fataler als ein Kind zu ermahnen oder zu bestrafen, das aufgrund seiner Ängste um Sie als Vater oder Mutter beginnt, den Unterricht zu stören, nur herumträumt und sich nicht mehr am Unterricht beteiligt.

Wenn es Ihnen möglich ist, beziehen Sie also Erzieherinnen und Lehrer mit ein. Schlagen Sie Gesprächsrunden vor oder bitten Sie darum, dass das Thema Krebs im Unterricht behandelt wird, sofern Ihr Kind dies in Ordnung fände. Gerade über die Diagnose Krebs gibt es viele falsche und manchmal absurde Vorstellungen und Phantasien. Kinder können extrem davon profitieren, wenn sie über die Krankheit Krebs sachlich aufgeklärt werden.

Mit Hilfe von psychoonkologisch weiter gebildeten Psychotherapeuten oder Psychoonkologen können Sie selbst übrigens oft ganz gut lernen, wie Sie Nachbarn, Freunde oder Kunden so informieren, dass es für Sie selbst schonend ist und zum eigenen Gefühl passt. Generell kann man sagen: Hören Sie auf Ihr Gefühl, wie viel und was Sie wem mitteilen möchten und es gibt selbstverständlich Zeitgenossen oder aber auch Situationen, in denen es besser ist, keine Informationen heraus zu geben.

> Je offener der Umgang, so die Erfahrung, desto weniger
> fragen die Menschen nach oder reimen sich selbst etwas
> zusammen. Je weniger Menschen wissen, desto eher
> spekulieren sie. Prinzipiell also so, wie es Kinder auch tun
> wenn ihnen Informationen vorenthalten werden.

Wie aus vielen wissenschaftlichen Studien hervorgeht, trägt soziale Unterstützung, d. h. Unterstützung durch Familie und Freunde zu einer guten Krankheitsverarbeitung bei. Viele Familien leben jedoch getrennt. Oma und Opa sind weit weg oder schon verstorben und zu Onkel und Tante hat man vielleicht gar keinen Kontakt mehr. Oft habe ich auch erlebt, dass eine Familie gerade umgezogen ist, weit weg von Familie und Freunden.

Wer soll also jetzt helfen? Es muss nicht unbedingt die eigene Familie sein, die Ihnen hilft. Auch Freunde, Nachbarn und Kollegen gehören zu unserem sozialen Umfeld. Sind sie informiert und aufgeklärt, kann das der ganzen Familie helfen, die Krankheit besser zu überstehen und zu bewältigen.

Für viele Menschen ist es enorm schwer, Hilfe von anderen Menschen anzunehmen. Ich kann nur dringend empfehlen, dies zu tun und zu lernen. Bitten Sie um konkrete Unterstützung. Die meisten Menschen haben Berührungsängste und wollen Ihnen in einer solchen Situation nicht zu nahetreten. Das wird von Betroffenen oft als Rückzug erlebt, ist aber in den meisten Fällen nicht wirklich so gemeint. Viele Freunde und Bekannte sind einfach unsicher und sind froh zu wissen, wie sie Ihnen helfen könnten. Trauen Sie sich zu fragen: „Kannst Du vielleicht während der Chemotherapie einmal pro Woche den Einkauf übernehmen, kochen, die Kinder vom Kindergarten abholen, etc.?"

Kinder empfinden es übrigens ebenfalls manchmal peinlich, wenn sie um Hilfe bitten (müssen) oder wenn

Sie als Eltern in ihrem Beisein mit Nachbarn über die Krankheit sprechen. Das sollten sie also eher vermeiden. *„Ich finde es super blöd, dass Mama ständig darüber spricht, wie krank Papa ist und wie schlimm alles bei uns zu Hause ist", äußerte beispielsweise Sarah in einer Therapiesitzung.*

9.4   Schaffen sie sich Ruheinseln, nicht trotz Krebs, sondern gerade jetzt

Leichter gesagt als getan. Dennoch: Schaffen Sie sich immer wieder eine „krebsfreie Zone." Nichts ist anstrengender für Sie und die Familie, wenn das Thema Krebs allgegenwärtig ist. Es braucht Zeit, um eine Balance zu finden zwischen dem Thematisieren der Erkrankung und dem Schaffen einer „krebsfreien" Zone, in welcher der Erkrankung und der Therapie bewusst kein Raum gegeben wird.

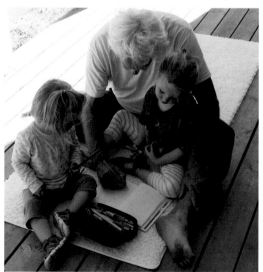

© Angela Horwitz 2021, mit freundlicher Genehmigung

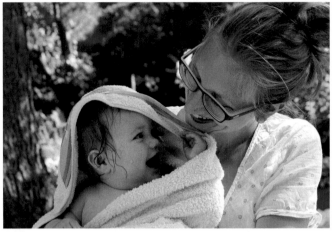

© Angela Horwitz 2021, mit freundlicher Genehmigung

Einen „krankheitsfreien" Raum zu schaffen, müssen Sie, wie auch störungsfreie Zeiten mit dem Partner, bewusst planen. Beschließen Sie, dass beispielsweise beim gemeinsamen Essen nicht immer über die Krankheit, Arztbesuche oder Therapie gesprochen wird. Lassen Sie den Alltag so strukturiert wie möglich, denn er gibt Kindern, aber auch Ihnen selbst Sicherheit. Planen Sie feste Zeiten für Ihre Kinder ein. Was in dieser Zeit gemacht wird, sollten die Kinder bestimmen dürfen: Schmusen, Vorlesen, Geschichten oder Musik hören, malen oder sich verkleiden. Es ist eine Zeit für Sie und Ihr Kind und tut meist beiden gut. Wenn es Ihnen nicht so gut geht, kann die Lesestunde vielleicht auch einmal an Ihrem Bett stattfinden und manchmal muss sie einfach ausfallen oder von einer anderen Person übernommen werden. Kinder haben oft das Gefühl, sie dürfen nicht mehr lachen und keinen Spaß mehr haben, wenn ein Elternteil erkrankt ist. Zeigen Sie Ihrem Kind, dass das nicht so ist. Vielleicht hilft es auch Ihnen, mal wieder richtig über einen witzigen Film im Fernsehen zu lachen.

Oft haben mir Eltern berichtet, dass sie gerade in besonders schönen Situationen mit Ihren Kindern von traurigen und manchmal auch verzweifelten Gefühle geradezu überfallen werden. Die sich anschließende Frage ist: Wieso ausgerechnet jetzt, wo es doch so schön ist. Warum muss das jetzt sein?" Hier kann Ihnen helfen sich klar zu machen, dass Ihnen natürlich gerade in solchen schönen und emotionalen Situationen die Brüchigkeit des Lebens, die eigene Vergänglichkeit bewusst wird, also die Angst, dass dieses Schöne verloren gehen könnte.

> Beziehung und Kontakt ist das, was uns meines Erachtens im Leben hält, was uns froh macht, was uns Sicherheit bietet. Daher sollte die Beziehungs- und Kontaktpflege insbesondere mit wichtigen Menschen erste Priorität eingeräumt werden.

10

Das Gespräch mit Kindern in verschiedenen Krankheitssituationen

Es ist schon mehrfach angeklungen, wie wichtig es ist, sich mit der Kommunikation eng an die Gegebenheiten anzupassen und so ist ein Gespräch mit Ihrem Kind über die Erkrankung natürlich umso einfacher, je größer die Hoffnung auf vollständige Heilung besteht. Aus diesem Grund wird im Folgenden auf Situationen eingegangen, die in der klinischen Praxis Alltag bedeuten.

10.1 Die Krebsdiagnose während der Schwangerschaft

Es mag Sie verwundern, dass dieses Thema hier Erwähnung findet, da man ja bei einem Ungeborenen mit unseren üblichen sprachlichen Mitteln nichts erklären kann.

B. Senf, *Wie sage ich meinem Kind, dass ich Krebs habe?*
https://doi.org/10.1007/978-3-662-64607-6_10

Abgesehen davon, dass man heute davon ausgehen kann, dass sich Stimmungen und Stress bereits mittels Stresshormonen dem Ungeborenen mitteilen, entstehen oft zusätzliche Konflikte für die werdende Mutter z. B. dann, wenn entschieden werden muss, ob die Geburt vor dem errechneten Geburtstermin eingeleitet wird, da eine (Chemo) Therapie für das Kind möglicherweise Risiken birgt oder die Betroffene Sorge vor der Schädigung des Kindes hat. In der Psychologie/Psychoonkologie nennt man diese Situation einen Zielkonflikt: Wessen Gesundheit steht im Fokus? Die Gesundheit der Mutter oder die des Kindes?

Aus psychologischer Perspektive ist eine Krebsdiagnose in der Schwangerschaft prinzipiell eine extrem große Herausforderung. Die Freude auf das Baby wird bei allen Müttern, die ich in dieser Situation kennen gelernt habe, überschattet von der Angst vor der Krankheit und auch, was diese für Auswirkungen auf das Ungeborene hat. Auch die Sorge, inwieweit eine Mutter oder auch ein betroffener Vater sich auf das Neugeborene einlassen und eine Beziehung aufbauen kann oder sollte, wird von den Betroffenen berichtet. Das Liebesgefühl zum Neugeborenen findet immer wieder dann Unterbrechung, wenn die Angst durchbricht, dass die Krankheit fortschreitet und man sein Kind evtl. alleine zurücklassen muss.

> Wir stehen oft vor Situationen, Entscheidungen oder Bewertungen die mit „einerseits und andererseits" beantwortet werden. Wir sind also ambivalent. Dies sind die Situationen, die uns das Leben manchmal recht schwierig machen. In dieser speziellen Situation spricht man von einem Ambivalenz Konflikt. Manchmal hilft es, sich bewusst zu machen, dass es keine gute, oder keine optimale Lösung geben kann.

Wenn Sie sich als Mutter oder Vater nach der Geburt Ihres Kindes in Therapie befinden, können Sie in aller Regel nicht so für ihr Kind da sein, wie Sie es sich wünschen oder wie es gut wäre. Hier können tatsächlich schon früh Bindungsprobleme und Schuldgefühle Ihrem Kind gegenüber entstehen:

„Ich komme mir vor wie eine Rabenmutter", äußerte eine junge Krebspatientin in unserem ersten Gespräch. Manche Mütter entwickeln eine unbewusste Ablehnung gegen ihr Kind, um sich vor einem eventuell eintretenden schmerzlichen Verlust zu schützen. Ein junger Vater, der sich Elternfrei genommen hatte und sich lange auf diese Zeit gefreut hatte, entwickelte enorme Schuldgefühle seinem Kind, aber auch seiner Frau gegenüber, da er all das, was er sich in der Elternzeit vorgenommen hatte, nicht umsetzen konnte. Auch seinem kleinen Sohn gegenüber konnte er nicht die Liebesgefühle entgegen bringen, die er sich vorgestellt hatte. Die Krebsdiagnose überschattete einfach alles.

Ein weiteres Beispiel: Frau N. ist 33 Jahre alt, als sie einen Knoten in der Stillzeit tastet. Ihr Baby ist gerade zwei Monate alt und sie war auf der Stelle beunruhigt. Ihre böse Ahnung bestätigte sich: Es wurde Brustkrebs diagnostiziert. Plötzlich hatte sie das Gefühl, ihr Kind nicht mehr stillen zu können. Es befiel sie plötzlich die Angst, dass sie ihr Kind mit Krebszellen infizieren könnte. Der Verstand sagte ihr, dass dies absurd sei. Ihr Ehemann bestärkte und bestätigte sie darin. Er wollte unbedingt, dass sein Kind gestillt wurde. Es nutzte alles nichts. Frau N. konnte gegen ihr ungutes Gefühl nichts unternehmen und begann ihr Kind mit der Flasche zu füttern.

Der Ehemann von Frau N. erkannte seine Frau nicht wieder: Vorher eher sachlich und rational, nun seiner Meinung nach über ein normales Maß hinaus von Gefühlen geleitet und überschwemmt. Frau N. hat nun auch Probleme, ihr Baby liebevoll zu versorgen, kann es nicht mehr zärtlich streicheln. Dies wiederum verursacht Schuldgefühle. Die behandelnde

Gynäkologin rät ihr glücklicherweise eine psychoonkologische Begleitung in Anspruch zu nehmen. Schon nach der ersten Sitzung verspürt Frau N. eine Entlastung. Sie kann ungefiltert äußern, wie ihr emotionales Befinden gerade ist und erfährt keine Bewertung ihrer Gefühle. Eher das Gegenteil ist der Fall, da ihre ambivalenten Gefühle als eine ganz normale, psychologische Schutzreaktion verstanden werden können. Dieses tiefere Verstehen brachte unmittelbar Entlastung auch für den Ehemann, der seine Frau zum zweiten Termin begleitete.

Sie als Elternpaar, das kann ich nur dringend empfehlen, sollten sich in dieser Situation recht früh um eine psychologische Begleitung und Unterstützung kümmern. Störungen in der Partnerschaft und mit Ihrem Neugeborenen sind fast unvermeidbar. Zu viele, zu einem großen Teil nicht bewusste Konflikte, können das Miteinander negativ beeinflussen und längerfristig zu schwierig behebbaren Konflikten führen. Wenn Sie schon Kinder haben, sollten Sie früh mit ihnen sprechen und klar machen, dass das neue Baby keine Schuld daran trägt, dass Sie krank geworden sind.

10.2 Diagnose Krebs mit guten Behandlungsaussichten

Wie ein Aufklärungsgespräch ablaufen könnte, zeigt folgendes Beispiel:

Frau S., die Mutter des zwölfjährigen David, hat sich durchgerungen, ihm zu sagen, dass der Vater an Krebs erkrankt ist. Der Vater selbst fühlte sich für ein Gespräch mit David noch nicht so recht in der Lage und ihm war es peinlich, dass ausgerechnet der Hoden als Sexualorgan betroffen war.

Frau S.: „David, ich muss dir etwas Schwieriges sagen."

David: „Was denn? Hat das mit dem Papa zu tun?"

Frau S.: „Ja, und es fällt mir sehr schwer." Der Mutter kommen die Tränen.

David (angstvoll): „Muss Papa sterben?"

Frau S. (ganz erleichtert, dass David das „Schlimmste", das Thema, vor dem sie am meisten Angst hatte, gleich ansprach und sie ihm eine bessere Nachricht geben kann): „Nein, Nein, das Gott sei Dank sicher nicht nach Auskunft des Arztes, aber Papa hat Krebs, Hodenkrebs."

David: „Ach deshalb hat er die ganze Zeit keinen Fußball mehr gespielt und war so komisch drauf. Ich dachte schon, ihr wollt Euch trennen oder ich habe was angestellt. Kann man an Hodenkrebs nicht sterben?"

Frau S.: „Na ja, prinzipiell kann man natürlich an jedem Krebs sterben, aber Hodenkrebs ist nicht so ein bösartiger und schlimmer Krebs und kann wirklich geheilt werden. Die Ärzte haben ihn noch dazu sehr früh entdeckt und deshalb meinte der Arzt, dass Papa mit hoher Wahrscheinlichkeit nach der Operation geheilt ist. Wenn du willst, kann ich dir das hier in dem Buch mal zeigen. Da wird die Krankheit ganz gut erklärt, finde ich." David ist sehr interessiert und schaut sich das Buch gleich an. Er stellt eine Reihe von Fragen, und die Mutter beantwortet sie, so gut sie kann.

David: „Weiß Papa, dass du mir das gesagt hast?"

Frau S.: „Ja, David. Wir haben darüber gesprochen und wollen, dass du, soweit du es auch willst, immer informiert bist." David nickt.

David: „Warum hat er mir das eigentlich nicht selbst gesagt?

Frau S.: „Tja David, so richtig weiß ich das auch nicht. Ihm fällt es ja prinzipiell schwer, über sich zu sprechen. Und dann ist das Thema Krebs ja schon schwierig und Hodenkrebs ist ja nochmal besonders. Das betrifft ja auch das Thema Männlichkeit und Sexualität und das ist ihm jetzt gerade vielleicht alles noch ein bisschen viel. Er braucht ein paar Tage, bis er damit selbst einigermaßen zurechtkommt".

David: „Ja, kann ich verstehen, ist ja auch komisch, aber ich bin froh, dass ich es jetzt weiß und er weiß, dass ich das weiß, sonst wäre es ganz schön blöd für mich. Was passiert denn jetzt, fallen dem Papa die Haare aus?"

Frau S. „Nein, er wird wahrscheinlich am Montag operiert. Der befallene Hoden wird entfernt. Danach kann man erst sagen, ob er noch eine weitere Therapie braucht. Die Ärzte gehen aber davon aus, dass mit der Operation alles überstanden ist. Wenn du willst, kannst du dem Arzt auch Fragen stellen. Er hat gesagt, dass er das gerne macht, falls du willst.

David: „Ja, cool"

Frau S. „Wenn du willst, kannst du auch mit anderen Kindern, die in einer ähnlichen Situation sind, sprechen. Es gibt eine Internetadresse, die von einem Psychoonkologen, betreut wird und mit dem du chatten kannst. Psychoonkologen sind Leute, die einen in einer solchen Situation beraten und helfen. Ich habe da eine Adresse."

David: „Och nö, vielleicht später. Kann ich jetzt Fernsehen gucken?"

Der Wechsel von David zu einer ablenkenden Beschäftigung wie Fernsehschauen ist typisch und sollte völlig o.k. sein, also nicht negativ bewertet werden.

Diese Art von Gesprächen haben Eltern, die ich begleiten durfte, in einigen Varianten, je nach Familiensituation, geführt. Ich habe nie erlebt, dass ein Gespräch belastender war als das nicht sprechen. Offene Gespräche haben nahezu immer zu einer Entlastung der ganzen Familie geführt. Das bedeutet allerdings nicht, dass die Gespräche einfach waren und unterschiedlichste Gefühle ausgehalten werden mussten.

10.3 Gespräche mit Kindern, wenn der Krebs geheilt ist

Warum, werden Sie sich evtl. fragen, sind hier noch Gespräche notwendig? „Es ist doch Gott sei Dank alles vorbei und ich will nicht die ganze Zeit darin rumrühren", so Frau C.

Es gibt aus meiner Praxiserfahrung heraus mindestens zwei gewichtige Gründe:

Zum einen beginnen Kinder häufig erst mit Gefühls-
ausbrüchen zu reagieren, wenn die Krankheit lange zurück
liegt und sie wieder sicheren Boden unter den Füßen
spüren (s. u. Beispiel Frau C.). Zum anderen verlangen
bestimmte Krebserkrankungen eine oft Jahre andauernde
Therapie und Nachuntersuchungen. Wird dies Kindern
nicht erklärt, da Sie es selbst beispielsweise für belanglos
halten, kann das Ihr Kinder extrem verunsichern (s. u.
Beispiel Frau B.).

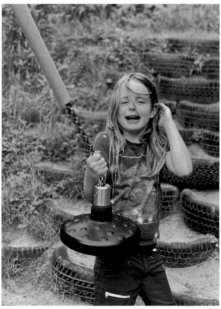

© Angela Horwitz 2021, mit freundlicher Genehmigung

*Frau C., die ich eineinhalb Jahre zuvor im Rahmen ihrer
Brustkrebserkrankung psychoonkologisch begleitet hatte,
fragt nach einem Termin. Sie beruhigt mich praktisch gleich
am Telefon, ohne das ich etwas gesagt hätte: „Nein, Nein
Frau Senf, keine Sorge, mir geht es gut. Es ist wegen meiner
Kinder, da habe ich einige Fragen".*

Eine verbesserte Lebenszufriedenheit nach der überstandenen Krebserkrankung zu verspüren ist eine Aussage, die ich von vielen meiner Patientinnen höre, die ihre Diagnose sehr aktiv angegangen sind. Aktiv heißt für mich in diesem Zusammenhang, dass sie sich sowohl ihren größten Ängsten gestellt haben, als auch Strategien von Ablenkung nutzen konnten und sich mit ihren Ängsten mutig auseinandergesetzt hatten. Dies scheint bei den Betroffenen zu Änderungen in der Lebensgestaltung geführt haben. Insbesondere scheinen sich Prioritäten zu verschieben und neue Lebensperspektiven zu entwickeln.

In unserem Gespräch berichtet Frau C., wie es ihr und ihrer Familie in der Zeit, in der wir uns nicht mehr gesehen hatten, ergangen war. Sie selbst stehe wieder vollständig im Leben und ihr ginge es, so komisch sich das anhören möge, irgendwie besser als vor der Erkrankung. Sie wisse jetzt erst so richtig bewusst, was wirklich zähle im Leben. Es könnte also eigentlich alles gut sein, wenn die Kinder, zwei Mädchen im Alter von sieben und neun Jahren, nicht so anstrengend wären. Beide Kinder, etwas unterschiedlich gewichtet, wären extrem aggressiv und launisch. Sie habe das Gefühl, dass sie ständig testen, wie weit sie gehen könnten. Sie selbst habe ein schwieriges Verhalten während der Therapie erwartet, aber doch nicht jetzt, wo alles wieder gut und vorbei sei. Ich beruhige Frau C. und erkläre: Gerade wenn die Kinder wieder sicheren Boden unter den Füßen fühlen und sie sich nicht mehr ständig in „Habachtstellung" befinden angesichts der Frage, ob Mama wieder gesund wird oder ist, bricht sich häufig die ganze Anspannung Bahn. Gefühle, die lange unterdrückt werden mussten, drängen jetzt, da die Gefahr gebannt scheint, an die Oberfläche. Ich rate Frau C., mit den Kindern nochmal über die Zeit der Krankheit zu sprechen: Wie ging es Euch eigentlich, als ich dauernd zur Chemo musste? Wie habt Ihr Euch gefühlt, als ich so schlapp war und wir den Geburtstag von Mathilda nicht feiern konnten?

So, oder so ähnlich könnte ein Gespräch stattfinden. Hilfreich ist es auch, wenn man von Reaktionen anderer Kinder in dieser Situation berichtet und fragt, ob sie diese Gefühle auch kennen.

Frau C. war ziemlich verwundert, aber ihr leuchteten meine Erklärungen ein. Vier Wochen später rief sie mich an und berichtete ganz erleichtert, dass sich das auffällige Verhalten ihrer Kinder nach zwei Gesprächen mit ihnen über die Krankheit und was sie bei ihren Kindern ausgelöst hatte, praktisch in Luft aufgelöst habe.

Frau B. versteht ebenfalls die Welt nicht mehr. Sie sei an Brustkrebs erkrankt und habe die Ersttherapie abgeschlossen. Die Heilungsaussichten seien extrem gut. Sicherheitshalber erfolge aber noch eine unterstützende antihormonelle Therapie für mehrere Jahre.

Sie habe alles so gemacht, wie wir es besprochen hatten und das wäre super gut gewesen. Die ganze Familie habe, wie ich ja wisse, davon profitiert. Nun gäbe es aber massive Probleme mit Janina, ihrer 16-jährigen Tochter. Sie sei total bockig, dann wiederum beginne sie, grundlos zu weinen. Bei den Mahlzeiten zöge sie ein Gesicht und beteilige sich nicht mehr an den Gesprächen. Fragen, „warum sie so komisch sei" beantworte sie schnippisch mit: „Das weißt Du ganz genau". Aber ich habe wirklich absolut keine Ahnung. Es ist überhaupt nichts Ungewöhnliches vorgefallen.

Das Beratungsgespräch mit Janina beginnt mit einer Tränenflut. Das Mädchen ist so verzweifelt, dass es lange dauert, bis sie sprechen kann. Heraus kommt, dass sie ihre Mutter im Bad beobachtet habe, wie sie jeden Morgen Tabletten einnimmt. Die Tabletten verstecke sie im Badezimmerschrank ganz hinten. Sie habe dann im Internet recherchiert und herausgefunden, dass dies eine Therapie bei Brustkrebs sei. Sie vermutete nun, dass ihre Eltern sie belogen hatten und ihre Mutter doch noch krank sei und wahrschein-

lich sterben würde. Es brauchte einiges an Überzeugungs-arbeit Janina zu einem offenen Gespräch mit ihrer Mutter und mir zu motivieren. Sie hatte Angst vor der Wahrheit und sie schämte sich. Frau B. fiel aus allen Wolken. Sie war ein-fach fassungslos. Gegen Ende des Gespräches lagen sich Mutter und Tochter weinend in den Armen mit dem Versprechen an mich, nie wieder in eine solche Sprachlosigkeit zu geraten. Ich erbat mir, dass sie sich dieses Versprechen doch auch selbst geben sollten. Die Devise lautet: Ansprechen, und wenn nicht gleich eine Antwort kommt, beharrlich bleiben.

Wie man an beiden Fällen gut beobachten kann, ist die Erfahrung mit der Erkrankung und die Unsicherheit auch bei Kindern noch lange vorhanden. Sobald ein sogenannter Auslöser (Trigger) auftaucht, im Beispiel war es die Beobachtung der Medikamenteneinnahme, liegen die Themen schnell wieder auf dem Tisch.

> Einen Trigger nennen wir in der Psychologie alles, was eine bestimmte Szene, die für die Psyche irgendwie bedrohlich oder unangenehm war, wieder auslösen kann.

10.4 Gespräch bei einem Rückfall der Erkrankung

Wenn die Erkrankung zurückkehrt, schnellen die Belastungen sowohl der Betroffenen, als auch die der Kinder in die Höhe. Konnten Sie nach dem ersten Schock der Diagnose und Therapie häufig wieder den Alltag ein-kehren lassen und zu einer neuen Normalität zurück-finden, ist nun das eingetreten, wovor sich praktisch alle Krebspatienten und natürlich auch Kinder und Angehörige fürchten: Die Krankheit ist nicht geheilt, sie ist zurück. Bedeutet dies nun, dass ich sterben werde?

Für alle Beteiligten ist äußerst wichtig, die Fakten zu kennen: Ein Rückfall beispielsweise bedeutet nicht, dass die Erkrankung Metastasen, also Absiedelungen in andere Körperregionen gebildet hat. Prinzipiell besteht in dieser Situation die Option auf Heilung ebenso, wie bei der Erstdiagnose. Den Kindern sollte der Unterschied genau erklärt werden. Werden Metastasen diagnostiziert, ist die Situation sehr ernst. Dennoch bedeuten auch Metastasen nicht, dass das Sterben kurz bevorsteht. Mit der Entwicklung immer wirksamerer Medikamente können viele Menschen mit einer metastasierten Krebserkrankung mit einer als gut empfundenen Lebensqualität sehr lange weiterleben. Immer wieder gibt es darüber hinaus auch in als ausweglos beschriebenen Fällen sogenannte Spontanheilungen.

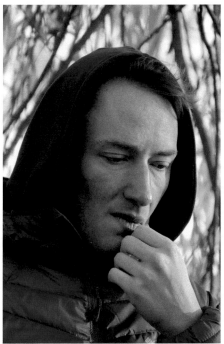

© Angela Horwitz 2021, mit freundlicher Genehmigung

Die Fragen, die sich schon bei Erstdiagnose ergeben haben, werden neu gestellt. Jedoch mit mehr Druck und in zugespitzter Form. „Schaffe ich es trotz des Rückfalls, den Krebs zu besiegen?" „Wieviel Zeit habe ich noch?" „Was habe ich falsch gemacht?" Enttäuschung und Wut, Schuldgefühle und Scham und die Fragen nach dem Warum und Wieso beherrschen bei einigen Betroffenen das Fühlen und Denken insbesondere dann, wenn sie fest davon ausgegangen sind und Ärzte dies möglicherweise auch zu verstehen gegeben haben, dass Sie nach der Behandlung wieder gesund seien.

Falls Sie Ihrem Kind bei der Erstdiagnose gesagt haben, dass es keinen Rückfall geben wird, dass Sie geheilt sind, müssen sie nun achtsam sein, wie Ihr Kind diese Situation bewertet. Es kann sein, dass Ihr Kind sich angelogen fühlt und Ihren und den Worten Ihres Partners kein Vertrauen mehr schenkt. Wutausbrüche und Rückzug sind insbesondere bei älteren Kinder häufige Reaktionen. Hier ist es wichtig Ihrem Kind zu erklären, dass Sie es nicht angelogen haben, sondern dass Sie selbst vollständig davon überzeugt waren, dass die Krebserkrankung mit der Behandlung geheilt worden sei.

Wenn Sie sich in dieser Situation die Achterbahn Ihrer Gefühle erlauben wahrzunehmen ist es für Sie leichter zu verstehen, wie es Ihrem Kind in dieser Situation geht. In der Regel geht es Kindern ganz ähnlich: Enttäuschung, Angst, Ärger, Rückzug oder anklammerndes Verhalten sind häufig die ersten Reaktionen von Kindern auf die Situation.

Wichtig für das Gespräch mit Ihrem Kind oder Kindern in dieser Rückfallsituation ist zu klären, ob es sich tatsächlich um einen Rückfall der Erkrankung handelt.

Ich erlebe immer wieder, dass den meisten Betroffenen der Unterschied nicht erklärt wurde oder diesen manchmal doch recht fremden und zuweilen komplizierten medizinischen Sachverhalt nicht vollständig erfassen konnten. Meist denken Betroffene, dass ein Rückfall das gleiche bedeutet wie ein Fortschreiten der Erkrankung. Dies geht mit entsprechender Angst, um nicht zu sagen Panik und Verzweiflung einher. Es kann jedoch auch sein, dass diese Informationen im Erstgespräch unter dem Eindruck des emotionalen Ausnahmezustandes seinerzeit nicht wahrgenommen wurden oder in der Fülle der Informationen untergegangen sind. In jedem Fall ist es aber wichtig, die Zusammenhänge und Unterschiede zu kennen, um die Situation richtig einzuordnen und handlungsfähig bleiben zu können. Und dies ist für die betroffenen Kinder ebenso wichtig.

Rückfälle sind, je nach der Art des Krebses sehr unterschiedlich einzustufen. Ein Rückfall etwa bei Blutkrebs (Leukämie) ist eine schwierigere Situation als ein Rückfall bei einer Brustkrebserkrankung. Ein Rückfall bei einem Gehirntumor hat eine schlechtere Prognose als ein Rückfall beispielsweise bei einem Blasenkrebs. Lymphknotenmetastasen bedeuten, dass Krebszellen den Ursprungsort verlassen haben und sich auf den Weg gemacht haben, zu anderen Körperregionen zu wandern und dort Absiedelungen zu bilden. Absiedelungen, also Fernmetastasen von Krebszellen in andere Körperregionen sind bei den meisten Krebserkrankungen eine sehr ernsthafte und bedrohliche Situation. Dennoch können Betroffene in der metastasierten Situation sehr viele Jahre und mit einer für sie akzeptablen Lebensqualität leben. Ich erinnere mich noch gut an eine Kollegin, der die Diagnose "metastasierter Brustkrebs" gestellt wurde, als ihr Kind drei Jahre alt war. Ihr erklärtes Ziel sei immer gewesen, so erzählte sie mir, das sie das Abitur ihrer Tochter erleben wollte. Dieser Wunsch ging Erfüllung.

Ihr Kind sollte ebenso wie Sie selbst also wissen, wie ernst die Lage ist, welche Schritte nun eingeleitet werden sollten und welche Behandlungsmöglichkeiten es gibt.

10.5 Wenn die Erkrankung nicht mehr heilbar ist: Über Sterben und Tod sprechen

Über den eigenen Tod zu sprechen gehört zu einer der schwierigsten Aufgaben für Sie als Eltern. Auch professionellen Kräften wie Ärzten, Pflegern und auch erfahrenen Psychoonkologen fallen diese Gespräche häufig sehr schwer. Nirgendwo sonst wird meiner Erfahrung nach so um die Tatsachen und Fakten drum herumgeredet, als gerade in dieser Situation. Aber gerade, wenn die Krankheit fortschreitet und es keine Hoffnung auf ein langfristiges Überleben mehr gibt, sollten Sie versuchen mit Ihren Kindern zu sprechen.

Ich habe hier leicht reden, denken Sie möglicherweise. Woher sollen Sie wissen, dass meine oder die Empfehlungen meiner Kollegen wirklich richtig ist.

Diese Frage (wie die meisten Fragen) ist wichtig und berechtigt. Die Antwort: Unser Wissen und unsere Sicherheit zu diesem Thema leitet sich aus der Arbeit mit den betroffenen Kindern ab sowie von Berichten Erwachsener, die den Verlust eines Elternteils im Kindesalter erlitten haben.

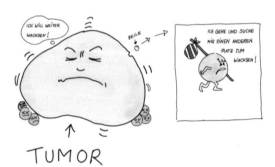

© Kirsten Grabowski 2021, mit freundlicher Genehmigung

Sowohl aktuell betroffene Kinder und Jugendliche als auch Erwachsene, die einen Verlust eines Elternteiles im

Kindesalter erlebt haben, berichten, wie sehr sie unter der Schweigemauer und dem Tabu, über den Tod zu sprechen, gelitten haben. Viele Erwachsene leiden noch im hohen Alter darunter, dass sie sich seinerzeit nicht von Vater oder Mutter haben verabschieden können. Ein persönliches Beispiel an dieser Stelle:

Kürzlich war ich am Grab meiner Eltern, das sich in einem kleinen Dorf im Westerwald befindet. Wie es auf einem Dorf üblich ist, kommen die Friedhofsbesucher recht schnell ins Gespräch. An das Grab neben meinen Eltern kam eine ältere Dame und stellte frische Blumen in die Vase. Sie sprach mich an und erzählte, dass sie praktisch jeden Tag zum Friedhof komme, um ihre Mutter, die nun seit 65 Jahren tot sei, zu besuchen. Die Dame hatte die Grabstätte gekauft. Sie sollte über ihren eigenen Tod hinaus bestehen bleiben, erfuhr ich. Die Dame erzählte weiter, berichtete mit leuchtenden Augen von ihrer liebevollen Mutter und plötzlich liefen ihr die Tränen die Wangen hinunter. Die Mutter war verstorben, als sie selbst 11 Jahre alt war. Das sei sehr, sehr schlimm für sie gewesen. Schlimmer jedoch sei gewesen, dass weder ihr Vater noch sonst jemand mit ihr gesprochen habe. Auch nach dem Tod der Mutter gab es ein Schweigegebot, um keine Wunden aufzurühren, wie der Vater erklärte. Das sei, so die Dame, eigentlich noch schlimmer gewesen und sie leide heute noch darunter.

Ich kann Ihnen versichern, dass dieser Bericht keinen Einzelfall darstellt. Die ganzen Lebensgeschichten würden mehrere Bücher füllen können. Quintessenz: Erwachsene, die als Kinder einfühlsam darüber informiert wurden, dass ein Elternteil bald sterben wird, berichten einerseits zwar über eine große Traurigkeit, andererseits haben sie den Verlust verkraftet, das heisst in ihr Leben integrieren können als ein trauriger Teil ihrer Lebensgeschichte. Sie hatten die Gelegenheit, sich von dem sterbenden Elternteil zu verabschieden.

> **Wichtig**
>
> Wenn ein Kind über den verstorbenen Elternteil so spricht, als habe es nicht verstanden, dass er oder sie gestorben ist, oder auch Dinge tut, als sei er/sie noch am Leben, beunruhigt uns oft sehr.
>
> Hier ist es wichtig zu wissen, dass es so etwas wie ein explizites Gedächtnis gibt. Dieses explizite Gedächtnis ist bewusst und es steht in Verbindung zum sogenannten Schläfenlappen und der Gehirnrinde. Dieser Teil weiß sozusagen, dass Mutter oder Vater gestorben sind.
>
> Darüber hinaus gibt es ein implizites Gedächtnis, dass in verschiedenen Teilen des Gehirns weitgehend unbewusst funktioniert. Es steuert Gewohnheiten, Fertigkeiten und automatische Handlungen. Die Amygdala, die für emotionale Verarbeitung zuständig ist, arbeitet getrennt vom Schläfenlappen (Temporallappen).
>
> So kann man also einerseits „wissen" und doch nicht „wissen". Im emotionalen Gedächtnis ist der Verstorbene dann nicht tot.
>
> Viele Trauernde kennen dieses Phänomen nur allzu gut und sind darüber sehr beunruhigt, da sie es nicht verstehen.

Kinder können insgesamt, aus meiner Sicht besser, unbefangener und unkomplizierter mit dem Thema Krankheit, Tod und Sterben umgehen als Erwachsene. Sie haben weniger Berührungsängste und gehen aus unserer Erwachsenensicht sogar manchmal richtig „cool" und scheinbar herzlos mit Sterbenden um.

Die 10-jährige Christiane fragt z. B. ihre Mutter: „Kann ich die Goldkette von dir haben, wenn du tot bist?" Die Mutter war ziemlich schockiert und fühlte sich verletzt von so viel scheinbarer Herzlosigkeit. Die Reaktion von Christiane hat nichts mit Herzlosigkeit zu tun, sondern können u.a. als Distanzierungsversuche verstanden werden um nicht von Trauer- und Verzweiflungsgefühlen überschwemmt zu werden.

Auf ein Gespräch über den nahenden Tod sollten Sie sich, so schwer dies auch ist, gut vorbereiten. Idealerweise ist ein gesunder Elternteil in der Familie, der natürlich mit eingebunden werden sollte. Das scheint vielen selbstverständlich. Die Realität sieht oft sehr viel anders aus. Insbesondere Betroffene mit Migrationshintergrund sind oft schwer zu motivieren, über „diese" Themen gemeinsam zu sprechen.

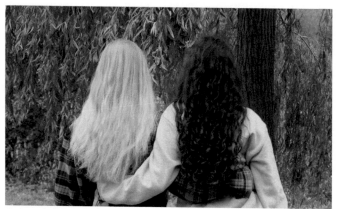

© Angela Horwitz 2021, mit freundlicher Genehmigung

Gespräche mit Freunden, mit dem Pfarrer oder mit Fachleuten können sehr hilfreich sein. Die eigenen Vorstellungen und Gedanken über den Tod und das Sterben, über das Woher und das Wohin spielen eine große Rolle im Gespräch mit Ihrem Kind. Ihr Glaube und Ihre Lebenserfahrung haben Sie geprägt und nehmen Einfluss auf das Gespräch. Was weiß Ihr Kind über Tod und Sterben? Vielleicht können Sie daran ein Gespräch anknüpfen. Überhaupt gilt hier, was auf den vorigen Seiten empfohlen wurde: Knüpfen Sie möglichst an die Alltagserfahrungen des Kindes an. Ein Kinderbuch kann bei kleineren Kindern eine Hilfe für Sie sein. Die Gefahr, sich hinter einem Buch zu verstecken, ist jedoch gegeben und sollten Sie nicht aus den Augen verlieren. Tränen und Trauer, Wut und Verzweiflung gehören bei diesen Gesprächen unabdingbar dazu und sollten möglichst nicht unterdrückt werden. Kinder bekommen sonst schnell das Gefühl, dass traurige Gefühle nicht erlaubt sind und beginnen, die Eltern zu sehr schonen zu wollen, indem sie alle Gefühle zurückhalten. Wie das Thema Tod und Sterben angesprochen werden kann zeigt folgendes Fallbeispiel:

Herr T. war sehr erleichtert, als er in seinem Gefühl, mit Joris offen über die Schwere der Erkrankung und den wahrscheinlichen Tod seiner Frau zu sprechen, von mir bestärkt wurde. Im Beratungsgespräch vermittelte ich Herrn T., mit welchen Worten er das Gespräch (siehe Gesprächsverlauf) beginnen könne und wie wichtig es sei, Worte zu benutzen, die Joris kennt und versteht. Ich riet dem Vater, seine Frau über die Ergebnisse des Beratungsgesprächs zu informieren. Frau T. sollte ganz und gar mit der Vorgehensweise einverstanden sein. Das Ehepaar sollte darüber hinaus für sich selbst einschätzen, wann es innerlich für dieses schwere Gespräch bereit sein würde. Nach dem Probelauf in der Beratungssituation fühlte sich Herr T. so bestärkt und sicher, dass er gleich mit seiner Frau sprach und sie anschließend gemeinsam das Gespräch mit Joris suchten.

Eine Übereinkunft über ein Gespräch mit seinen Kindern herzustellen, ist oft alles andere als einfach. Manchmal liegen auch die Auffassungen über das "woher und das wohin" auseinander. Bei der Klärung, was man gemeinsam mit seinem Kind besprechen möchte, welche Erklärungen hilfreich sein könnten, sind Gespräche mit speziell ausgebildeten Beratern oft wohltuend.

Herr T.: „Joris, die Mama und ich müssen mit dir über etwas sehr Wichtiges sprechen. Kommst du gleich mal bitte ans Bett von Mama."

Der Junge spürte den Ernst der Situation, unterbrach sein Spiel und ging zu seinen Eltern.

Frau T.: „Komm, setz dich mal her zu mir."

Herr T.: „Du weißt ja, dass Mama sehr, sehr krank ist, und ich war in der letzten Zeit sehr nervös."

Joris: „Ja, und der Opa läuft auch nur ganz schlecht gelaunt rum. Es ist alles ganz doof hier."

Herr T.: „Joris, wir finden du solltest wissen, was los ist, sonst bekommst du Angst und weißt gar nicht, warum. Deshalb sprechen wir jetzt mit dir."

Joris: „Ja?"

Frau T.: „Joris, du weißt ja, dass ich Krebs habe und sehr viel im Krankenhaus war. Die Ärzte haben alles versucht, den Krebs zu heilen, aber das hat leider nicht hingehauen."

Joris wird unruhig und wirkt unsicher und ängstlich.

Joris:„Du wirst aber doch wieder gesund?" Herr T. übernimmt das Gespräch, nachdem er einen Hilfe suchenden Blick seiner Frau empfangen hat.

Herr E: „Nein, Joris, die Mama wird leider nicht mehr gesund. Wir sind sehr, sehr traurig. Mama wird bald an der Krankheit sterben müssen."

Joris beginnt zu weinen und vergräbt seinen Kopf in der Bettdecke.

Joris: „Nein, das glaube ich gar nicht. Mama wird wieder gesund, ich weiß das ganz genau."

Herr T.: „Ja, Joris, wir wollen auch nichts lieber auf der Welt, dass Mama bei uns bleibt, aber das ist leider nicht so und das ist ganz schlimm für uns alle. Wir wollen es auch nicht, aber die Mama kann nicht mehr gesund werden, der Körper kann einfach nicht mehr."

Die Familie hat während des Gespräches und nachher viel zusammen geweint. Letztendlich bedeutete das Gespräch für die gesamte Familie aber eine enorme Entlastung: Alle hatten den gleichen Informationsstand und mussten sich nicht mehr verstellen. Joris gab zu verstehen, wie gut er es fand, dass seine Eltern so offen mit ihm gesprochen hatten: „Endlich weiß ich, warum der Opa dauernd so ein trauriges Gesicht macht und dass er nicht böse auf mich ist."

Die Reaktionen von Joris auf die Eröffnung, dass seine Mutter sterben wird, sind für das Alter recht typisch. Das Gesagte wird abgelehnt und die Hoffnung, dass es anders kommen wird, wird geäußert und dies ist absolut o.k. so. Auch Erwachsene hoffen oft bis zum letzten Atemzug, dass ein Wunder geschieht. Die nonverbale Reaktionen von Joris zeigten, dass er die Botschaft „Mama muss sterben" sehr gut verstanden hat.

Die Mutter von Joris beschäftigte sich im weiteren Verlauf sehr mit der Frage, ob Ihr Mann es „schafft", Joris alleine groß zu ziehen. Wie sich herausstellte, machte Joris sich ähnliche Gedanken, was den Vater sehr verblüffte.

Ein Plan für die Zukunft, ohne die Mutter, so schwer es für alle Beteiligten auch war, schaffte Klarheit und Sicherheit.

11

Großfamilien und besondere Familiensituationen

Wenn Sie mehrere Kinder haben, ist der Altersabstand unter den Kindern vielleicht recht groß. Will man das Gespräch mit den Kindern zusammen führen, muss es sehr sorgsam vorbereitet werden. Das, was verstanden werden kann, hängt eben sehr vom Entwicklungsstand Ihres Kindes ab. Zudem besteht gerade bei deutlich älteren Geschwisterkindern die Gefahr, dass sie reflexartig in eine Beschützerrolle dem jüngeren Geschwisterkind gegenüber schlüpfen und sich keinen Platz für sich selbst zugestehen. Sprechen Sie mit Ihren Kindern, die altersmäßig eng beieinander liegen getrennt, ist es möglich, dass sich ein Kind hierdurch sehr benachteiligt und in Folge sehr bekümmert fühlt. Hier kann ich Sie nur bestärken, auf Ihr Gefühl zu hören. Sie kennen Ihre Kinder am besten.

Ein Beispiel für das eben Gesagte: Aurelie, 10 Jahre alt, brach im Beratungsgespräch bitterlich in Tränen aus.

© Der/die Autor(en), exklusiv lizenziert durch Springer-Verlag GmbH, DE, ein Teil von Springer Nature 2022
B. Senf, *Wie sage ich meinem Kind, dass ich Krebs habe?*
https://doi.org/10.1007/978-3-662-64607-6_11

Man nähme sie nie richtig ernst. Nie traue man ihr etwas zu, ihrer zwölfjährigen Schwester aber alles. Diese hatte ein paar Tage vorher schon von der Krebserkrankung des Vaters erfahren. Aurelie litt unter diesem Vertrauensbruch und machte sich Gedanken darüber, was an Informationen man ihr sonst noch vorenthielt. Diese Situation mit Geschwistern bildet absolut keine Ausnahme, da jüngere Geschwisterkinder manchmal prinzipiell oft weniger ernst genommen fühlen, die älteren Geschwister fühlen sich dagegen oft zurück gesetzt.

Es gibt Familiensituationen, die eine Verarbeitung der Diagnose Krebs noch schwerer machen, als es ohnehin schon ist. Die Kinder sind dann über das übliche Maß hinaus belastet. Aufgrund der besonderen Situation ist hier von Beginn an eine professionelle Beratung entlastend und hilfreich um entscheidungs- und handlungsfähig zu bleiben oder zu werden.

11.1 Patchwork-Familien

Eine gar nicht so seltene Situation: Ein Mann, Vater von zwei Kindern heiratet eine Frau, die wiederum eine Tochter mit in die Ehe bringt. Die Tochter kommt mit dem Stiefvater nicht zurecht, dann erkrankt die Mutter an Krebs. Nun ist die Tochter vermehrt auf die Fürsorge des Stiefvaters angewiesen, den sie eigentlich ablehnt. Hinzu kommt die Angst, was mit ihr passieren wird, wenn die Mutter die Erkrankung nicht überleben sollte. Solche Situationen sind prinzipiell störungsanfällig und zwar unabhängig davon, wie gut das Zusammenleben in einer Patchwork-Familie funktioniert. Hier spielen unbewusste Ängste praktisch immer eine Rolle. Begleitung von Beginn an, kann viele Missverständnisse und Befürchtungen klären helfen und Kummer ersparen. Ein Plan, wie es weitergehen könnte, was das betreffende Kind braucht, schafft Sicherheit in der Unsicherheit.

11.2 Adoptiv- und Pflegefamilien

Bei adoptierten Kindern oder Pflegekindern ist das Risiko höher, abhängig vom Alter des Kindes zum Adoptionszeitpunkt, dass das Kind mit auffälligem Verhalten auf die Krebserkrankung und in deren Folge auf die Angst, Mutter oder Vater zu verlieren, reagiert. Dies ist auf die schnellere Aktivierung von Verlustängsten zurückzuführen, da das Kind schon Trennung erlebt und durchlitten hat. Beratende Unterstützung, beispielsweise psychotherapeutisch ausgebildeten Psychoonkologen von Beginn an kann verhindern helfen, dass sich Störungen entwickeln.

11.3 Familien, die mit anderen physischen oder psychischen Krankheiten belastet sind

Hier sind die Kinder schon vor der Erkrankung meist massiv psychisch belastet. Wir wissen aus der Forschung und der Beratungspraxis, dass die Verfügbarkeit des gesunden Elternteils ein wesentlicher, schützender und stützender Faktor ist. Auch eine gesunde, funktionale Beziehung innerhalb der Familie wirkt sich positiv aus. Wenn Sie sich in einer solchen Situation befinden, sollten Sie dringend von Beginn an alle Hilfen ins Boot holen, die entlasten und das Kind stützen können. Oft ist eine begleitende und primär stützende Psychotherapie für Ihr Kind hilfreich und entlastet das Familiensystem. Oft haben Kinder in einer solchen Situation schon enorme Bewältigungsfertigkeiten entwickelt und scheinen daher gar nicht mehr so sehr unterstützungsbedürftig. Dem ist jedoch erfahrungsgemäß ganz sicher nicht so. Gerade Kinder, die in einer chronischen Belastungssituation aufgewachsen sind, kapseln sich oft ab und äußern ihre Bedürfnisse eher nicht.

11.4 Alleinerziehende

Hier fühlen sich die Kinder besonders bedroht, da alternativ häufig niemand greifbar ist, der sich verantwortungsbewusst um sie kümmert oder kümmern kann. Kinder und auch Jugendliche sind jedoch auf den oft weniger oder kaum verfügbaren anderen Elternteil angewiesen. In der Krankheitsphase sind sie mit der Angst vor dem Tod des Elternteils beschäftigt. Finanzielle Sorgen begleiten häufig den Alltag und schaffen zusätzliche Probleme. Auch Sie als Betroffene werden mit Sorgen und Ängsten belastet sein, was mit Ihrem Kind passieren wird, wenn Sie krankheitsbedingt ausfallen oder noch belastender, wenn die Krankheit nicht geheilt werden kann. Häufig berichten mir alleinerziehende Elternteile von Schuldgefühlen, nicht so für ihr Kind da sein zu können, wie es notwendig wäre und wie es dem eigenen Bedürfnis entspricht. Auch in einer solchen Situation sollten von (Krankheits)Beginn an alle verfügbaren sozialen Unterstützungssysteme mit eingebunden werden. Auch wenn es für viele Betroffene schwer ist, Hilfe von außen anzunehmen, kann ich hierzu nur dringend raten. So lassen sich möglicherweise einige Probleme besser anpacken oder sogar lösen. Unabhängig davon, wie die Prognose Ihrer Erkrankung eingeschätzt wird, Sie sollten auf alle Fälle mit Ihrem Kind einen Plan besprechen, was mit Ihrem Kind geschieht, sollte der Behandlungsverlauf mit Komplikationen oder der Krankheitsverlauf nicht so sein, wie erhofft. Die meisten Erwachsenen scheuen sich sehr davor, diese Situation konkret an- und zu besprechen. Ich kann Ihnen versichern. Ihr Kind macht sich genau diese Gedanken und eine konkrete Regelung für diese Situation beruhigt alle Beteiligten.

11.5 Familien, in denen schon zuvor ein Elternteil an Krebs erkrankt oder verstorben ist

Auch diese Situation kommt leider vor und löst von Beginn an bei einem Kind große Ängste aus. Sie als erkrankter Elternteil sollten sich auch hier von Anfang an professionell beraten lassen und Unterstützung suchen. Ich habe während meiner ganzen Berufspraxis kein Kind erlebt, das nicht massive Verlustängste entwickelt hätte. Da Kinder sich nicht trauen, diese Gefühle offen zu äußern, sind sie auf sich selbst zurückgeworfen und entwickeln mitunter massive psychische und körperliche Probleme. Hinzu kommt, dass Ihr Kind sich vermutlich große Gedanken macht, ob es selbst ebenfalls an Krebs erkranken wird, bzw. nun sein Risiko erhöht ist. Hier sollten Sie sich auf alle Fälle auch genetisch beraten lassen und mit Ihrem Kind offen sprechen. Das Thema „Risiko" und wie gehe ich damit um, liegt als Thema oben auf.

11.6 Eltern, die beide an Krebs erkrankt sind

Neben der psychologischen Beratung ist es auch hier (siehe Punkt zuvor) wichtig, mit dem Kind, bzw. Jugendlichen zu klären, wie eine möglicherweise erbliche Belastung aussieht. Dies sind nämlich Gedanken, die sich Ihr Kind ab ca. 10 Jahren unmittelbar macht. Auch die Frage nach Ansteckung muss an dieser Stelle sorgfältig geklärt werden. Je jünger ein Kind ist, desto eher glaubt es daran, dass dieser Krebs ansteckend sein könnte und es selbst auch erkranken wird. Es sollte weiterhin früh mit dem Kind darüber gesprochen werden, wer im Notfall für es da ist. Bitten Sie Ihren Arzt, ein „Aufklärungsgespräch" im Hinblick auf sein Risiko, an Krebs zu erkranken, zu führen, sofern Ihr Kind dies auch möchte. Zu Gesprächen über das Erkrankungsrisiko gehört aber ebenso das Gespräch über Vorbeugung und das Thema: Welchen Einfluss kann ich selbst ausüben und wo hat meine Einflussnahme auch Grenzen.

11.7 Eltern in finanziell schwierigen Situationen

Schwierige finanzielle Verhältnisse zu der allgemein schon oft äußerst schwierigen Situation belasten die Kinder mehr, als man zunächst annehmen möchte. Informieren Sie sich, ob und wenn ja, welche Art von finanziellen Hilfen es für Sie gibt. Nehmen Sie immer auch den Sozialdienst in Anspruch. Wenn Sie aufgrund einer schlechten finanziellen Situation Anspruch auf den Härtefonds der Deutschen Krebshilfe e. V. haben, ist der Zugang zu anderen Stiftungen, die Sie finanziell unterstützen können, einfacher. Mittlerweile gibt es auch immer häufiger Beratungsstellen, die sich genau dieser Problematik annehmen. Hier sind die Krebsberatungsstellen die ersten Ansprechpartner.

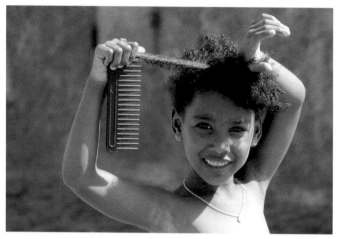

© Angela Horwitz 2021, mit freundlicher Genehmigung

11.8 Krebserkrankung und interkultureller Kontext

Interkulturelle Themen sind deshalb oft eine große Herausforderung, weil das Kommunikationsverhalten über Krisen und Krankheiten an sich mit einem sehr großen Tabu belegt ist. Kinder von Migranten wachsen jedoch mit der Kommunikationsstruktur unseres Landes auf und befinden sich dann doppelt im Zwiespalt. Wie in fast allen Situationen hilft hier das Herantasten und fragen, was in Ordnung ist und was nicht. Warum offene Gespräche wichtig sind, leuchtet meiner Erfahrung nach aber jedem Menschen unabhängig von seiner Kultur ein. Manchmal gelingt es dann, eine kleine Änderung zu bewirken. Grundsätzlich ist meine Haltung hier: Die Familie kennt sich lange und am besten und ich tue gut daran, ihre Regeln zu kennen, zu folgen und aufmerksam zu machen, wo es knirscht und den Kindern evtl.

schadet. Wenn Sie als Betroffener aus einem Kulturkreis stammen, indem über Krankheiten nicht gesprochen wird und Sterben ein absolutes Tabuthema ist, sind die jeweils zuständigen Glaubensgemeinschaften manchmal hilfreich. Zum Thema Kinder krebskranker Eltern gibt es die Ratgeber „Wahrheit braucht Mut. Mit Kindern über Krebs sprechen" auch in türkischer und englischer Sprache (s. Literaturteil). In fast allen Kliniken gibt es mittlerweile auch Übersetzung- und Kommunikationshilfen bei schwierigen Gesprächssituationen.

Häufiger habe ich erlebt, dass Kinder für die Übersetzung von Arztgesprächen genutzt wurden. Hier kann ich nur sagen: Bitte nicht! Die Übersetzung schwieriger Befunde und Behandlungen stellen für Kinder eine enorm hohe Belastung dar. Sie sind ja dann letztendlich diejenigen, die Ihnen, als Elternteil möglicherweise schlechte Nachrichten überbringen müssen, die selbst vielleicht gar nicht recht verstehen und auch selbst verdauen müssen.

12

Fall- und Gesprächsbeispiele aus der psychoonkologischen Familienberatung

Im Folgenden möchte ich Ihnen einen kleinen Einblick geben, wie in etwa eine psychoonkologische Beratung im Hinblick auf den Umgang mit Ihren Kindern aussehen könnte. Mein Vorgehen und meine Haltung, die ich zu vermitteln versuche, sind keine allgemein gültige Vorgehensweise. Die Konzepte, die Kollegen vertreten, können sich, je nach Ausbildung und eigener Haltung unterscheiden. Nehmen Sie das, was andere Kollegen, aber auch ich selbst beschreibe als eine Möglichkeit, nicht mehr und nicht weniger. Meine Herangehensweise ist die, mit der ich persönlich gute Erfahrungen gemacht habe.

© Der/die Autor(en), exklusiv lizenziert durch Springer-Verlag GmbH, DE, ein Teil von Springer Nature 2022
B. Senf, *Wie sage ich meinem Kind, dass ich Krebs habe?*
https://doi.org/10.1007/978-3-662-64607-6_12

12.1 Was Sie von einer psychoonkologischen Beratung oder Begleitung erwarten können

Die Mutter von Chris, der drei Jahre alt ist und Lena, die sechs Jahre alt ist, meldet sich mit dem Wunsch nach Beratung. Sie selbst befindet sich gerade in einer Chemotherapiebehandlung. Vor drei Jahren habe sie eine Brustkrebsdiagnose erhalten, da war Lena gerade drei Jahre alt und Chris wurde geboren. Nun sei die Krankheit wiedergekommen. Wie sich herausstellt, handelt es sich nicht um einen Rückfall oder eine Neuerkrankung, sondern Frau Z. hat Fernmetastasen in der Leber und den Knochen.

Frau Z. wünscht sich eine Fachmeinung über das Maß an Belastung, das ihre Kinder möglicherweise entwickelt haben aufgrund ihrer doch sehr eingeschränkten Verfügbarkeit für sie. Zudem war es zu wiederholten Klinikaufenthalten gekommen, also Trennungssituationen für die Kinder.

Die Anmeldung der Kinder erfolgte aus Sicht der Mutter eher vorbeugend. Sie wolle nichts versäumen, so im Telefongespräch. Sie wolle ihren Kindern einfach die Möglichkeit eröffnen, mit einer außerhalb der Familie stehenden Person, die Erfahrung mit der Thematik hat, zu sprechen und ihre Fragen stellen zu können.

Soweit das Anliegen von Frau Z.

Oft melden sich Eltern bei mir mit der Bitte, ich solle schauen, ob es ihrem Kind soweit gut gehe oder ob es irgendwie auffällig sei. Ich verstehe dieses Anliegen als eine Sorge um die Kinder in einer äußerst herausfordernden Situation darüber hinaus auch als Wunsch nach Entlastung. Das sich Kümmern um die Kinder unter dem Eindruck der Krebserkrankung wird häufig als zusätzlich äußerst stressvoll und belastend erlebt. Es stürmen so viele Fragen, Ängste und ganz praktische Anforderungen auf Sie als Betroffene ein, dass Sie sicher oft nicht mehr wissen, wo Ihnen buchstäblich der Kopf steht und wie Sie das alles bewältigen sollen. Für mich selbst ist es manchmal schier unvorstellbar, was Eltern in einer solchen Krankheitssituation alles bewältigen müssen. Von daher bin ich sehr froh, dass Eltern sich mittlerweile vorsorglich um Beratung kümmern und nicht warten, bis ihr Kind deutlich Verhaltensauffällig wird.

Ich bin der Auffassung, dass ein Gespräch mit einem Kind so lange nicht sinnvoll ist, als ich Ihren spezifischen „Elternblick" auf Ihre Erkrankung noch nicht kenne. Das bedeutet, dass ich Ihren eigenen Weg der Krankheitsverarbeitung, d. h. auch, wie Sie Ihre Erkrankung einordnen, kennenlernen muss. Und damit einher geht meine Frage, was Ihr Kind von Ihnen über die Krankheit bislang erfahren hat: Weiß Ihr Kind, dass Sie an Krebs erkrankt sind? Kennt es den genauen Namen der Krebserkrankung evtl. schon? Weiß Ihr Kind, wie die Behandlungsschritte sind, wie die Behandlungsaussichten?

Wichtig ist auch, ob es aus Ihrer Sicht Tabuthemen gibt, die nicht angesprochen werden sollen und wie sich die Situation insgesamt in der Familie darstellt. Auch das Thema Unterstützung durch Familie und Freunde wird in einem solchen Gespräch erfasst. 90 % der Eltern, die zu mir kommen haben ihren Kindern gesagt, dass Mutter oder Vater erkrankt sind, jedoch nicht, dass die Krankheit "Krebs" heisst.

Die in der Beratung wichtigen Fragen, die Sie als Leser/in dieses Buchs in Ihrem Herzen bewegen können, sind:

„Was wünschen Sie sich von einem Gespräch mit Ihrem Kind?"

„Was erwarten Sie von diesem Gespräch?"

„Gibt es etwas, mit dem Sie gar nicht einverstanden wären?"

„Gibt es auch Befürchtungen irgendwelcher Art?"

Wenn es Tabuthemen gibt, versuche ich diese vor einem Gespräch mit Ihrem Kind oder Kindern zu klären. Es kommt immer wieder vor, dass Eltern nicht möchten, dass ich das Wort „Krebs" benutze. Da schließt sich ein Gespräch mit dem betreffenden Kind fürs Erste aus. Warum? Ich denke, dass im Verlauf des Buches klar geworden ist, dass ich mich aufgrund meiner Erfahrungen sehr der Wahrhaftigkeit verpflichtet fühle. Darüber hinaus bin ich der festen Überzeugung, dass nur Wahrhaftigkeit auf lange Sicht Ihnen und Ihren Kindern nützlich ist und sie als Familie stärken kann.

Falls es also Tabuthemen gibt, steige ich zunächst in einen Beratungs- und Klärungsprozess mit Ihnen als Eltern ein. Ziel ist hier, Verunsicherungen im Hinblick auf den Umgang mit Ihrem Kind zu verstehen und Ihre Selbstsicherheit zu fördern.

Hierzu gehört, mit Ihnen als Eltern zu verstehen, was Sie bisher gehindert hat, offen mit Ihrem Kind oder Ihren Kindern zu sprechen. Hierzu gehört des Weiteren, Sie als Eltern zu beraten, wie Sie offen über die Erkrankung und Behandlung sprechen können und wie Sie Ihre Kinder so einbeziehen können, dass sie sich eher durch das ihnen entgegengebrachte Vertrauen gestärkt fühlen, als durch Verschweigen geschwächt („Die trauen mir nicht zu, dass ich damit klarkomme").

Ein weiteres, wichtiges Ziel ist für mich, die Kommunikation innerhalb Ihrer Familie zu unterstützen und zu fördern sowie Hilfestellung bei der Krankheitsverarbeitung zu bieten. Hierzu gehört auch, die Belastungen der einzelnen Familienmitglieder zu erfassen und gemeinsam zu schauen, wie Entlastung möglich gemacht werden kann.

Kinder, die dann ins Gespräch kommen, werden insbesondere ermutigt, alle Fragen zu stellen, die sie Ihnen, ihren Eltern nicht zu stellen wagen, um sie nicht zu belasten. Auch ist es wichtig, dass Ihr Kind seine Gefühle, Ängste, Sorgen und Ärger ausdrücken kann, ohne dass sie als negativ bewertet werden. Die Förderung des Ausdrucks, die Erarbeitung von Strategien, mit beängstigenden Situationen umzugehen, gilt als Vorbeugung kindlicher Verhaltensauffälligkeiten.

Nicht zuletzt gehört zu den Beratungsgesprächen elementar dazu, die Sorge Ihres Kindes (und/oder Ihre eigenen Sorgen), dass Sie als Betroffene an der Krankheit versterben könnten, aufzugreifen. Das Tabu, über die Todesangst zu sprechen, lähmt das komplette Familiensystem und macht es funktionsuntüchtig und bekümmert. Hier helfen Psychoonkologen aus dem kommunikativen Loch, wie diese Situation gerne nennen, heraus.

Wenn sich herausstellen sollte, dass Ihr Kind oder ein anderes Familienmitglied so belastet ist, dass die Entwicklung einer tiefergreifenden Störung wahrscheinlich ist, rate ich zu einer psychotherapeutischen, d. h. auch kontinuierlichen Begleitung bei entsprechend ausgebildeten Psychotherapeuten. So beispielsweise im Fall von Familie M.

Der jüngste Sohn von Herrn M. entwickelte im Alter von fünf Jahren und im Verlauf der Erkrankung seines Vaters eine Reihe von Verhaltensauffälligkeiten. Frau M. berichtete mir davon, war aber noch nicht bereit, ihren „Kleinen", wie sie sagte, zur Beratung mitzubringen. Die Symptome des Jungen verstärkten sich erwartungsgemäß und ich war mir aufgrund der Schilderungen von Frau M. sehr sicher, dass der Junge dringend in eine psychotherapeutische Begleitung gehörte, um eine Chronifizierung und Ausweitung der Symptomatik zu verhindern.

Erst als ihr Sohn zusätzlich sehr nervige „Tics" entwickelte, folgte die Familie meinem Rat und ermöglichten ihm eine Psychotherapie. Unter dieser beruhigte sich die Symptomatik relativ schnell. Die Tics traten aber immer wieder auf, sobald der Krankheitszustand des Vaters sich verschlechterte und niemand mit dem Jungen sprechen wollte, um ihn nicht zu sehr zu belasten.

Meine Erfahrung und auch die meiner Kollegen ist: die beste Unterstützung für Ihre Kinder ist die Stabilität der Eltern. Das heißt nichts anderes, als dass Sie gut für sich sorgen sollten, damit es Ihnen gut geht und in der Folge Ihren Kindern.

12.2 Frau Kreis, Mutter von Jonathan und Michel

Frau Kreis ist eine voll im Leben stehende und sich als glücklich bezeichnende, junge Frau. Sie ist beruflich als Lehrerin hoch engagiert, hat zwei Jungs im Alter von fünf und sieben Jahren und ist glücklich verheiratet. Die Diagnose Brustkrebs trifft sie völlig unvermittelt.

Diagnose: Meine Krebsdiagnose und meine Kids

Als ich Anfang September letzten Jahres einen Knoten in meiner linken Brust spürte, waren wir gerade mit Freunden beim Campen.

Ich stand unter der Dusche und hatte von dem Zeitpunkt an das ganze Wochenende damit zu tun, meine Angst zu verstecken.

Ich hatte das Gefühl, plötzlich nur noch körperlich anwesend zu sein. Die Kinder (5 und 7) spielten um mich herum und ich hatte ununterbrochen Sorge, dass sie bemerken könnten, dass mit mir etwas nicht stimmte.

Als sich mein böser Verdacht in der folgenden Woche bei meinem Arzt bestätigte und ich erfuhr, dass ich an Brustkrebs erkrankt war, lähmte mich der Gedanke an das, was kommen würde und kommen könnte.

Der Schreck erfasste meinen Mann und mich mitten in unserem, zwar etwas chaotischen, aber doch gut funktionierenden Alltag.

Ein nervenaufreibender Diagnosemarathon folgte in den ersten Tagen und Wochen. Dazwischen hieß es, die Kinder aus der Kita holen und zu ihren Hobbys fahren. Ich fühlte mich überfordert und hatte zunehmend das Gefühl, dass ich den Kindern wann immer möglich, aus dem Weg ging. Zum Telefonieren ging ich in mein Auto, um über die Freisprechanlage in Ruhe wichtige Gespräche führen zu können.

Ich hatte Angst, sie könnten „etwas mitbekommen", häufig hatte ich Tränen in den Augen. Zu allem Überfluss wurde unser jüngerer Sohn Michel einen Tag nach meiner Diagnose plötzlich krank. Er klagte über schlimme Bauchschmerzen und Durchfall, weinte den ganzen Tag. Die Kinderärztin konnte nichts Dramatisches feststellen, außer etwas Luft im Bauch.

Trotzdem hielten seine Schmerzen und der Durchfall noch tagelang an, sodass mein Mann vier Tage später noch einmal geduldig in die Uniklinik zum Kindernotdienst fuhr. Mit demselben Resultat. Trotz Stuhlprobe, keine erkennbare Ursache. Michel war 10 Tage lang krank und jammerte in der Zeit so sehr, dass meine Nerven blank lagen! Ich musste nebenbei zusehen, dass ich die Akten meiner Schüler so aktualisierte, dass ich sie, das wurde mir mit merkwürdigem Gefühl bewusst, für sehr lange Zeit an Kollegen übergeben konnte. Und parallel dazu der jammernde Michel ...

Mir war bewusst, dass die Jungs mir anmerkten, dass ich anders war als sonst, sie sahen meine Tränen und erlebten mich abwesend. Also erklärte ich ihnen, ich habe da einen „Knubbel" in der Brust, der wegoperiert werden müsse und da ich noch nie operiert worden sei, mache mir das eben Angst. Das Wort „Krebs" erwähnte ich bis hierhin nicht. Ich war unsicher, wie, ob und wann wir mit den Kindern offen darüber sprechen sollten.

Durch die Empfehlung einer befreundeten Nachbarin bekam ich den Kontakt von Frau Senf. Unser erstes Telefonat fand, wie so viele andere, im Auto in der Einfahrt statt.

Mein Mann war bereits am Abendessen mit den Jungs, aber sie kamen unzählige Male zum Auto gelaufen, um zu fragen, wann ich denn endlich reinkäme. Frau Senf machte mich darauf aufmerksam, wie alarmiert die Kinder zu diesem Zeitpunkt bereits waren und erklärte mir, wie wichtig es sei, die Krankheit beim Namen zu nennen und offen zu sprechen.

Kinder würden sich immer schlimmere Dinge ausmalen, wenn man nicht ehrlich mit ihnen spräche und zu viele Fragen offenließ.

Als ich endlich aus dem Auto stieg und ins Haus ging, kam mir mein älterer Sohn (7) entgegengelaufen, umarmte mich und sagte:

"Mami, ich habe mal darüber nachgedacht. Es ist gut, dass sie dir den Knubbel wegoperieren! Sonst wäre es gelaufen wie bei den Piraten! Das würde da drin immer weiter schimmeln. Bei den Piraten mussten sie dann früher oft das ganze Bein abnehmen!"

Es durchfuhr mich, wie recht Frau Senf gerade eben mit ihrer Aussage gehabt hatte! Die Vorstellung, dass mein Sohn sich Gedanken über abschimmelnde Beine der Piraten im Zusammenhang mit meinem „Knubbel" machte, erschreckte mich sehr und bekräftigte mich darin, sofort mit ihm zu sprechen. Ich erklärte ihm, dass der Knubbel „Brustkrebs" heiße und gut behandelt werden könne. Er nahm es ohne erkennbaren Schrecken hin und ging schlafen.

Michel war bereits in seinem Bett und ich sprach auch mit ihm am nächsten Tag und erklärte ihm, wie meine Krank-

heit hieß und was nun als Nächstes getan würde, um sie zu behandeln. Ich kann mich komischer Weise nicht an seine Reaktion erinnern. Er ist und wird nie ein „Mann der großen Worte" werden, aber ich weiß, dass er extrem sensibel ist und aufmerksam alles aufnimmt. Ob Zufall oder nicht, zwei Tage später ging es Michel besser und er konnte wieder in die Kita gehen. Jonathan, mein älterer Sohn erzählte einem Freund in den nächsten Tagen wohl in der Tür beim Ausziehen der Jacke beiläufig: „So, meine Mama hat jetzt Krebs!" Seitdem hatte ich das Gefühl, wir konnten alle wieder besser atmen, auch wenn viele Unsicherheiten natürlich erst noch auf mich zukamen. Für die Kinder war das Thema, dass ich bald in Krankenhaus müsse, aber Opa aus Hamburg in der Zeit vorbeikäme, nicht mit allzu großer Sorge allein, sondern auch mit Vorfreude verbunden.

Chemo

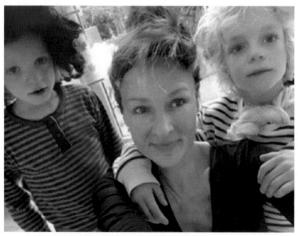

© Angela Horwitz 2021, mit freundlicher Genehmigung

Ein weiterer aufwühlender und für uns alle unerwarteter Moment, war die schockierende Mitteilung über die ärztliche Entscheidung nach meiner OP im Oktober, dass in den kommenden Monaten wider Erwarten doch eine Chemotherapie zur Behandlung erfolgen müsse.

Plötzlich wurde meine Erkrankung auf Monate hinaus zu einem Thema, das in vielerlei Hinsicht unseren Alltag prägen würde. Meine Ängste und Vorstellungen waren natürlich – wie bei den Meisten – geprägt von Bildern aus Filmen, Zeitschriften oder anderen Berichten über krebskranke Chemopatienten ohne Haare und am Ende ihrer Kräfte. Die Frage, wie das meine Familie ertragen würde, war für mich kaum zu beantworten.

Dennoch war mir bewusst, dass das Thema auch für meine Kinder nicht ganz „neu" war. Eine gute, noch 10 Jahre jüngere Freundin von mir, hatte das gleiche wie ich vor drei Jahren erlebt. Jonathans guter Freund hatte 2020 gerade zum zweiten Mal, dank einer Stammzellentransplantation, eine Leukämieerkrankung ohne erkennbare Schäden überstanden. So wurde zumindest für meine Kinder das Thema Krebs und Chemotherapie nicht mit Sterben und Tod assoziiert. Ich denke aus dieser Erfahrung heraus, dass das wahrscheinlich auch in den meisten Fällen, erst einmal eine sehr erwachsene Angst ist.

Meine Kinder erlebten mich nun erneut fassungslos, aber diesmal konnte ich die Angst vor der OP nicht mehr als Erklärung herbeiführen. Auch in dieser Situation galt für mich aber weiterhin, den Kindern möglichst offen zu erklären, was mich so beunruhigte, damit diffuse Ängste vermieden würden. Ich erklärte, dass ich nun noch ein halbes Jahr eine sehr starke Medizin bekommen müsse, mit der vermieden werden kann, dass der Krebs zurückkommt. Dass mir wahrscheinlich die Haare ausfallen würden und ich mich oft schlapp und krank fühlen würde. Danach würde ich mich aber wieder erholen und auch die Haare würden danach wieder wachsen.

Bis heute erstaunt mich die spontane Reaktion meines 7-jährigen Jonathan, der diese Erklärung kommentierte: „Ich mache mir da keine Sorgen Mama! Das wird wie bei einem Vulkan. Wenn er ausbricht, bedeckt er alles mit Asche, aber danach wächst alles umso schöner!"

Dieses Bild hat mir Jonathan quasi mit auf den Weg gegeben und in gewisser Weise das Gleiche gesagt, wie Frau Senf, die mir auf meine Frage, wie denn andere Frauen mit der Erkrankung lebten, antwortete, dass die meisten Frauen, die sie erlebt hatte, von einer besseren Lebensqualität berichten als vor der Erkrankung.

Michel sprach zwar zu Hause nie über das Thema, aber ich wusste von einer befreundeten Mutter und von der Erzieherin im Kindergarten, dass er mit seiner Kindergartenfreundin erstaunlich ausführlich auch über das sprach, was zu Hause passierte. Deswegen machte ich mir keine größeren Sorgen.

Ich war dankbar und relativ beruhigt, zumal ich bis zu diesem Zeitpunkt nicht das Gefühl hatte, dass die Jungs sich vom Verhalten her veränderten. Natürlich neigten wir in der ganzen Zeit dazu, sie zu beobachten und jede Bockigkeit der Kinder genau zu beäugen und zu analysieren, ob das nun eine Reaktion auf die Ausnahmesituation bei uns sei. Aber im Großen und Ganzen hatte ich während der natürlich recht anstrengenden Therapiezeit nie das Gefühl, dass die Kinder sehr belastet wirkten.

An meinem ersten Chemotag, stand ich gerade – sehr früh – in der Tür und wollte zum Taxi gehen. Jonathan kam verschlafen aus seinem Zimmer und rief mir von oben zu: „Mama, hast du heute zum ersten Mal „Kackapuh?" Wir haben alle ordentlich über diese Wortschöpfung gelacht und seitdem war Dienstag ein halbes Jahr lang der „Kackapuh-Tag, an dem ich mit dem Taxi abgeholt wurde und die Kinder nachmittags zu Freunden zum Spielen gingen.

Dankenswerter Weise ging es mir, mit kurzen Ausnahmen, während der Therapiezeit sehr gut. Ich hatte keinerlei

Übelkeit oder Schmerzen und fühlte mich am Mittwoch-morgen immer, als hätte ich einen Kater ausgeschlafen und konnte dann wieder relativ normal an allem teilnehmen. So hatten auch die Kinder wenig Anlass, sich größere Sorgen zu machen.

Kurz nachdem ich erfahren hatte, dass ich eine Chemo-therapie brauchte, reagierte eine liebe Nachbarin auf eine ganz besondere Weise auf die Mitteilung meiner Erkrankung. Sie strahlte mich an und sagte: „Weißt du was, du hast wahn-sinniges Glück!" Ich war etwas irritiert, angesichts dieser ungewöhnlichen Reaktion. „Du hast riesengroßes Glück, dass du hier lebst und so gut behandelt werden wirst! Und in dem nächsten Jahr ist wichtig, dass du so „egoistisch wie möglich bist"! Denn nur wenn es dir gut geht, dann wird es auch deiner Familie in dieser Zeit gut gehen!"

So komisch es klingt! Ich glaube, es war einer der besten Tipps, die ich je bekommen habe und ich bin sehr dank-bar, dass mein Mann in dieser Zeit extrem viel aufgefangen hat. Denn tatsächlich, die Tatsache, dass ich mich die Zeit über ohne schlechtes Gewissen um mich und meine Gesund-heit kümmern konnte, ermöglichte auch, dass meine Kinder mich nur mit Ausnahmen schlapp und krank wahrgenommen haben. Das hat uns als Familie ein Stück durch diese Monate getragen.

Haare

Tja, und dann natürlich das Thema Haare. Die Angst mit kahlem Kopf allen als Todeskandidat zu begegnen…

Zu Beginn der Therapie versuchte ich, die ich mein ganzes Leben lang keine andere Frisur getragen habe als lange blonde Haare, durch eine Coolcap, welche die Kopfhaut während der Chemo-Infusionen herunterkühlt, meine Haarpracht zu erhalten. Vorsorglich hatte ich mir aber eine Perücke bereits ausgesucht und zurücklegen lassen, da ich wusste, dass aus den unterschiedlichsten Gründen die Behandlung häufig misslang.

*So auch bei mir. Um Weihnachten herum wurde mir klar,
dass ich die Haare in den nächsten Wochen verlieren würde.
Auch hier war es natürlich Thema, wie ich mit den Kindern
umgehen sollte. Ich sagte mir, dass ich nun mit meinen drei
Jungs die kommenden Wochen nutzen müsste, um die Ein-
stellung zu „keine Haare" zu ändern. Wir holten die Perücke
ab und warteten, was passieren würde. Nach Weihnachten
wurde die Therapie ohne die Coolcap fortgesetzt.*

*Es dauerte bei mir relativ lange, bis die Haare ausgingen.
Ende Januar bat ich (auf Anraten meines älteren Sohnes) eine
Freundin von mir, die dünner werdenden Haare schon mal
auf die schulterlange Länge der Perücke zu schneiden. „Geh so
in die Kita! Dann fällt das später nicht so auf!", sagte er mir
und das erschien mir logisch, auch wenn es natürlich zeigte,
dass es ihm nicht egal war, was die anderen denken könnten.
Aber auch das empfand ich als eine eher beruhigend normale
Reaktion.*

*So trug ich meine dünner werdenden schulterlangen Haare
bis sie Anfang März so dünn waren, dass meine Freundin
Anna, mit ihrem Hunderasierer und einem Schnaps im
Gepäck anrückte. In der Badewanne machten wir gemeinsam
mit den Kindern einen ehrlich gesprochen lustigen Abend aus
der Aktion „Haare ab". „Wer will noch mal, wer hat noch
nicht?" Ich saß in der Badewanne und Anna und die Jungs
rasierten mir im Wechsel die Haare runter. Mein Mann
filmte. Danach die Äußerung meiner Freundin und meines
Mannes: „Ehrlich, du brauchst keine Angst zu haben, dich
anzuschauen! So schlimm sieht es gar nicht aus!" Auch für die
Jungs schien der Spaß im Vordergrund zu stehen, sie waren
hochvergnügt, aber auch sensibel bei der Sache. Den lustigen
Abend an dem die Haare fielen tanzten die Jungs dann mit
uns zu „Du hast die Haare schön!" ausnahmsweise auf dem
Sofa, aßen Chips, gingen zufrieden ins Bett Ich hatte zu
keinem Zeitpunkt das Gefühl, dass mein Typwechsel für die*

Kinder ein Problem darstellte. In der Öffentlichkeit trug ich eine Perücke, die, wenn überhaupt, nur denen auffiel, die von meiner Erkrankung wussten. So erleichtert konnte ich mich sehr schnell an die neue Styling-Situation gewöhnen.

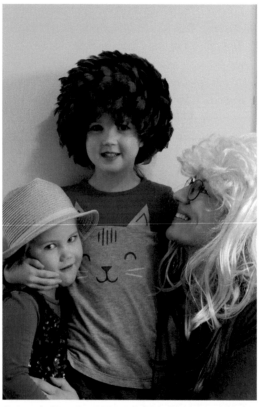

© Angela Horwitz 2021, mit freundlicher Genehmigung

Abschließend kann ich sagen, dass ich zu keinem Zeit-punkt eine extreme Belastung meiner Kinder empfunden habe, mit Ausnahme der ersten Wochen, in denen nicht klar war, wie und ob ein offener Umgang mit ihnen stattfinden sollte und deshalb nicht stattgefunden hat. Ich bin stolz auf meine Jungs, sie waren mir eine unschätzbare Unterstützung.

12.3 Frau A., 34 Jahre alt und Mutter von Lara und Marie

Das folgende Gespräch habe ich mit einer Kollegin zusammengeführt. Dies tun wir in Gesprächen, an denen mehrere Personen beteiligt sind, wann immer es sich realisieren lässt und die Beteiligten einverstanden sind. Ein kleiner Ausschnitt aus diesem Gespräch soll verdeutlichen helfen, wie man auf die verschiedenen Altersstufen eingehen kann.

Die beiden Schwestern Lara 6 Jahre alt und Marie 10 Jahre alt wurden beide zusammen über die Erkrankung ihrer Mutter informiert, da es sich aus organisatorischen Gründen nicht anders bewerkstelligen ließ. Die Mutter bat uns, ihren Kindern das genauere Krankheitsbild und ihre Symptome, vor allem die epileptischen Anfälle, unter denen sie immer wieder litt, zu erklären sowie den Kindern auch näher zu bringen, dass die Krankheit nicht geheilt werden kann. Lara und Marie waren dem Gespräch gegenüber sehr aufgeschlossen und freuten sich darauf. Die Mutter konnte nicht dazu ermutigt werden, bei dem Gespräch dabei zu sein. Sie brachte die Kinder in Begleitung ihrer Schwester und deren neunjährigem Sohn Luis.

Die Kinder waren von Beginn an sehr offen im Kontakt, neugierig und hatten Fragen aufgeschrieben, die sie uns stellen wollten. Dabei hat Marie schon viel Verantwortung für ihre kleine Schwester übernommen und sie auch gefragt, worüber sie sich Sorgen macht.

Luis wirkte so, als ob er gerne bei dem Gespräch dabei sein wollte.

PO: „Luis, Du schaust so aus, als ob du auch gerne dabei sein willst, ist das so?" Luis nickt mit dem Kopf und freut sich sichtlich.

PO: „Lara und Marie, ist das o.k., wenn Luis dabei ist?"
Beide Kinder bejahen das begeistert.

PO: „Wisst ihr denn noch, warum wir uns heute hier treffen?"

Marie und Lara: „Ja, weil Mama krank ist und du uns erklärst, was Mama genau hat.

Luis: „Ja, weil meine Tante leider sehr krank ist."

PO: „Uns würde interessieren, was ihr denn schon wisst über die Krankheit?"

Marie: „Dass es ein Tumor ist im Kopf".

PO: „Lara und Luis, wisst ihr denn, was ein Tumor im Kopf ist?

Kinder: „Nicht so richtig, aber er ist gefährlich."

PO: „Marie, du weißt schon genauer, welcher Krebs das ist?"

Marie: „Ja, aber Lara noch nicht".

PO: „Meinst du Marie, Lara und Luis sollten das auch wissen?

Marie: „Mh, Luis vielleicht, aber Lara ist noch so klein".

Lara: „Ich bin überhaupt nicht mehr klein, ich werde schon sieben."

Wir erklären den Kindern, warum wir denken, dass es gut ist, wenn alle das gleiche Wissen haben. Dass wir die Erfahrung gemacht haben, dass Kinder sonst Angst bekommen und sich vieles vorstellen, was der Realität nicht entspricht. Dies bejahen die Kinder und erzählen gleich mehrere Situationen, in denen sie Angst hatten, weil keiner ihnen etwas erzählt oder erklärt hatte.

PO: Wir nehmen unser Gehirnmodell aus Plastik, das man auseinander- und zusammenbauen kann in die Hand. „Schaut mal, was könnte das hier sein?"

Kinder alle zusammen: „Das ist ein Gehirn."

PO: „Genau und wisst ihr, was man damit machen kann? Man kann es auseinanderbauen und wieder zusammensetzen. Wir würden euch gerne am Gehirnmodell erklären, wo der Tumor in Mamas Kopf sitzt und was er dort macht. Habt ihr Lust dazu?"

Begeisterte Zustimmung der Kinder und sie beginnen, das Modell auseinander zu bauen und wir beginnen zu erklären, wo der Tumor sitzt. Wir erklären weiter, um welches Gehirnareal es sich handelt und welche Verhaltensweisen von dort aus gesteuert werden, also die Funktion dieses Gehirnareals. Auch ließ sich am Gehirnmodell sehr gut erklären, wie epileptische Anfälle (Krampfanfälle), welche die Kinder sehr, sehr beunruhigen, entstehen.

Im weiteren Verlauf dieses Gespräches haben wir Luis ebenfalls mit einbezogen und ihn gefragt, was ihn an Fragen beschäftigt und wie die Situation für ihn ist. Luis hat zum einen die typischen Fragen Neunjähriger gestellt und sich für technische Abläufe z. B. wie man ein Gehirn operieren kann, interessiert, zum anderen aber auch gesagt, dass er „Faxen" mache, um die Cousinen ein bisschen abzulenken, damit sie nicht traurig sind. Plötzlich sage Luis- und wir waren sehr beeindruckt- „darf ich mal eine Frage an Lara und Marie stellen?"

PO: „Klar Luis, frag, was du fragen möchtest."

Luis: „Sagt mal, wie fühlt ihr euch eigentlich, wo eure Mutter so krank ist?"

Marie: „Sehr traurig"

Lara: "Traurig, ich weine auch heimlich im Bett, damit Mama das nicht sieht".

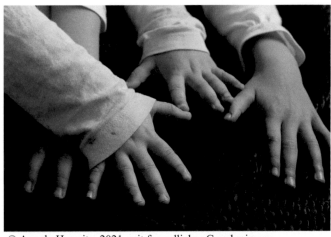

© Angela Horwitz 2021, mit freundlicher Genehmigung

Das Gespräch mit den Kindern lief relativ lange, da die Kinder sehr viel wissen wollten. Lara war aber mit der Länge des Gespräches überfordert, sodass wir ihr vorschlugen, ein wenig für sich alleine zu malen und mit dem Puppenhaus zu spielen, was sie auch gerne tat. Mit Marie vereinbarten wir nochmal einen gesonderten Termin, da sie viele Fragen hatte, deren Beantwortung Lara und wahrscheinlich auch Luis deutlich überfordert hätte.

Soweit dieser kleine Einblick in ein Aufklärungsgespräch mit Kindern unterschiedlichen Alters. Hat man also Kinder mit größeren Altersabständen, sollte man sich vorbereiten. Es sind etwas schwierigere Situationen, da sich beide Kinder im Hinblick auf ihre Entwicklung und ihr Verständnis, aber auch im Hinblick auf ihr Informationsbedürfnis auf einem sehr unterschiedlichem Stand bewegen. Hier erfordert das Gespräch viel Fingerspitzengefühl, um beiden Kindern gerecht zu werden. Die

Erfahrung zeigt aber auch, dass die Kinder sich aneinander orientieren und für ihr eigenes Erleben zu wenig Raum nehmen. Jüngere Kinder sollten in solchen Gesprächen nicht mit Informationen überfordert werden, die älteren Kinder dagegen darf man nicht mit zu vielen Fragen alleine zurück zu lassen.

12.4   Herr L., Vater von Clara, Luis, Konstantin und Malo

Herr L. ist 32 Jahre alt, als er die Diagnose „Osteosarkom", eine sehr bösartige Krebserkrankung des Knochens, erhält. Das Sarkom befindet sich im rechten Bein. Zum Zeitpunkt der Diagnose ist seine Frau gerade mit dem vierten Kind schwanger. Für die junge Familie bricht ihr bis dahin schon recht stressiger Alltag völlig zusammen. Schnell wird klar, dass die einzige Möglichkeit, das Leben von Herrn L. zu retten, eine Amputation des Beines bedeutet. Vor der Amputation steht eine wochenlange Chemotherapie an. Die Chemotherapeutika, die Herr L. erhalten wird, sind in der Regel mit sehr massiven Nebenwirkungen behaftet. Die Verzweiflung der Familie ist groß. Herrn L. ist in Panik, er hat wahnsinnige Angst, zu sterben und seine Kinder zu verlieren. Seine Angst ist eine sogenannte „Realangst" im Gegensatz zu der sogenannten neurotischen Angst, die hauptsächlich aus alten Konflikten aus der Kindheit herrührt und nicht auf eine konkrete Gefahr im "Hier und Jetzt" bezogen ist. Auch die Ehefrau von Herrn L. hat Angstzustände, kann nicht mehr schlafen und macht sich zudem Sorgen, dass ihr noch ungeborenes Kind einen Schaden durch den Stress, den sie empfindet, davontragen wird. Die Zukunftspläne der Familie sind mit einen Mal zunichte. Wie wird es finanziell weiter gehen? Herr L., der als Lagerverwalter tätig ist wird voraussichtlich seinen Beruf so nicht mehr ausüben können.

Herr L. liegt nun immer wieder zur Chemotherapie auf einer onkologischen Station. Aufgrund der Ansteckungsgefahr dürfen seine Kinder ihn nicht besuchen. Wenn er in der therapiefreien Zeit nach Hause darf fühlt er sich müde und abgeschlagen. Die Kinder, sagt er, tanzen ihm auf der Nase herum, hören nicht mehr auf ihn und er fühlt sich ihnen entfremdet. Sein ältester Sohn verhält sich ihm gegenüber sehr aggressiv. Trotz alledem schaltet Herr L. in einen „Kämpfermodus". Er hat in der Vergangenheit gute Erfahrungen mit einem Raucherentwöhnungstraining mittels Hypnose gemacht. Aus diesem Grund sucht er gezielt psychoonkologische Beratung auf, um gut und ohne zu arge Nebenwirkungen durch die Zeit der Behandlung zu kommen. Und es gelingt. Herr L. lässt sich vertrauensvoll auf die psychoonkologischen Sitzungen ein. Der Glücksdrache Fuchur aus Michael Endes „Die unendliche Geschichte" trägt ihn gedanklich durch die Zeit und die Hypnosesitzungen. Während der Zeit in der Klinik versterben drei Mitpatienten, dennoch verliert Herr L. sein Ziel, wieder gesund zu werden, nicht aus den Augen. Als sein viertes Kind geboren wird, ein heiß herbei gesehntes Mädchen, liegt Herr L. in der Klinik. In den Arm nehmen kann er seine kleine Tochter erst, als sie acht Wochen alt ist.

Die Amputation seines Beins steckt Herr L. erstaunlich gut weg. Einen herben Zusammenbruch erlebt er, als ihm ein Arzt in der Rehabilitationsklinik an den Kopf wirft, wie schlecht seine Überlebenschancen trotz der ganzen Therapie seien und er den Tatsachen nun endlich einmal ins Auge schauen solle. Von diesem Schock erholt sich Herr L. über ein Jahr nicht. Er entwickelt schlimme Phantomschmerzen und hetzt von einem Arzttermin zum nächsten. In der Ehe kriselte es schon länger, die Beziehung zu den Kindern ist schwierig. Herr L. leidet sehr darunter, dass er zu seiner Jüngsten keinen „Draht" entwickelt und sie ihn scheinbar ablehnt.

Viele Helfer mussten mit ins Boot geholt werden, damit sich die Familie neu organisieren konnte. Eine Familientherapie war eins der sehr hilfreichen Angebote, die die Familie wahrnahm. Es war ein schwerer Weg, den die gesamte Familie gehen musste. Heute lebt Herr L. zufrieden mit der Familie. An die Krebserkrankung denkt er immer mal wieder, aber sie hängt nicht mehr wie ein Damoklesschwert über seinem Kopf und über der Familie.

13

Wann sollten Sie professionelle Hilfe suchen?

Professionelle Hilfe sollten Sie immer dann in Anspruch nehmen, wenn Sie:

- Fragen haben, die Sie nicht alleine beantworten können.
- Widersprüchliche (ambivalente) Gefühle und Meinungen über ein Thema Sie beschäftigen.
- Unsicherheiten über das Einbeziehen Ihres Kindes bestehen.
- Nicht wissen, wie Sie mit Ihrem Kind sprechen können.
- Ihr Partner anderer Meinung hinsichtlich der Aufklärung des Kindes ist.
- Sie sich insgesamt von der Situation überfordert fühlen.
- Wenn Sie nicht wissen, ob das Verhalten Ihres Kindes auf die Erkrankung zurückzuführen ist oder auf allgemeine Entwicklungsthemen.

© Der/die Autor(en), exklusiv lizenziert durch Springer-Verlag GmbH, DE, ein Teil von Springer Nature 2022
B. Senf, *Wie sage ich meinem Kind, dass ich Krebs habe?*
https://doi.org/10.1007/978-3-662-64607-6_13

- Sie immer besorgter um Ihr Kind werden und nicht wissen, wie Sie das Verhalten Ihres Kindes einordnen können.
- Ihr Kind selbst um Hilfen nachfragt.
- Sich einfach nur versichern wollen, ob Sie sich kindgerecht verhalten.
- Wenn sie allgemein Informationen benötigen.

14

Wie kann das Umfeld helfen?

Viele Menschen möchten Menschen, die an Krebs
erkrankt sind und ihre Familien unterstützen, so jedenfalls
meine Erfahrung. Aber wie? Man will nicht aufdringlich
sein, keinem zu nahe treten. Auch haben viele Menschen
eher allgemeine Berührungsängste.

Betroffene selbst sind oft so sehr mit sich, der
Organisation Ihrer Behandlung, Ihres Alltags beschäftigt,
dass sie sich keine Gedanken machen können, wie Ihnen
irgendwer aus der Nachbarschaft oder dem Freundeskreis behilflich sein könnte. „Melde Dich, wenn Du
Hilfe gebrauchen kannst" ist nett gemeint, wird aber in
aller Regel nicht angenommen. Aus diesem Grund ist es
gut, nicht abzuwarten, bis der an Krebs erkrankte auf Sie
zukommt. Aktiv Unterstützung anbieten ohne sich aufzu-
drängen wird fast immer als große Erleichterung erfahren
und dankbar aufgenommen.

„Was meinst Du, sollte ich nicht Dienstags die Kinder
abholen, das wäre für mich überhaupt kein Problem?"

© Der/die Autor(en), exklusiv lizenziert durch Springer-Verlag
GmbH, DE, ein Teil von Springer Nature 2022
B. Senf, *Wie sage ich meinem Kind, dass ich Krebs habe?*
https://doi.org/10.1007/978-3-662-64607-6_14

„Ich könnte, wenn Du zur Chemotherapie gehst das kochen übernehmen, würde Dich das ein wenig entlasten?"

„Ich mache Samstags meinen Großeinkauf. Was hälst du davon, wenn ich das für Euch mit erledige?"

„Ich könnte das Wäsche bügeln gerne für Dich übernehmen, wenn es für dich o.k. ist."

„Das Schularbeiten machen ist ja momentan recht stressig. Ich biete Dir an, dass ich das mit den Kindern mache."

„Wie wäre es, wenn ich Dich einfach zum Kaffee und Klönen abhole und mein Mann derweil auf die Kinder aufpasst?"

Sie sehen, Möglichkeiten wie Sand am Meer. Nicht alle Angebote stoßen dabei auf offene Ohren. Für die meisten Menschen ist es erstmal schwierig, Hilfe anzunehmen, es ist jedoch lernbar.

Es gibt auch Dinge, die eher ungünstig sind. Hierzu gehören alle Arten von sogenannten guten Ratschlägen. Oft sind es eher schlechte Ratschläge, weil sie den Erkrankten tief verunsichern können: „Ich habe gehört, dass diese Therapie sehr erfolgversprechend ist, hast du das schon versucht?" Hilfreicher ist es, den Erkrankten zu fragen, wo Sie ihn beispielsweise bei einer Recherche unterstützen könnten, was Sie ihm abnehmen könnten. Auch das Hinbringen zu Therapien und Untersuchungen, das Begleiten zu Arztgespräche wird meiner Erfahrung nach von vielen Menschen gerne angenommen.

Wenn Sie hier unsicher sind, fragen Sie den Betroffenen, ob er Ihre Einschätzung möchte, eine Rückmeldung oder einen Vorschlag. Dies gilt übrigens auch für die Kinder. Für diese ist neben der Möglichkeit, Sorgen los werden zu können, ein Platz zum Toben und zum Spielen, zum Hobbys nachgehen können sehr unterstützend.

14.1 Anregungen für Erzieher, Lehrer und weitere Bezugspersonen

Menschen, die in irgendeiner Art „professionellem" Kontext Kindern begegnen, wo ein Elternteil an Krebs erkrankt ist, sind oft sehr unsicher, wie sie dem betroffenen Kind begegnen sollen. Da der normale Alltag des Kindes zu Hause schon nicht oder nicht mehr vollständig vorhanden ist und dies die Kinder verunsichert, heißt das schlicht und ergreifend: So normal als möglich. Kinder und auch Jugendliche mögen es zunächst nicht so gerne, wenn sie von anderen Personen angesprochen, bzw. ihnen ein Gespräch aufgezwungen wird. Sie genieren sich häufig und möchten kein Mitleid. D. h. aber nicht, dass man kein Gesprächsangebot machen kann. „Ist es o.k. für dich, wenn ich dich zwischendurch einfach frage, wie es dir geht und ob ich etwas für dich tun kann?" wäre eine Möglichkeit, ins Gespräch zu kommen und zu signalisieren: "Ich weiß, dass es gerade nicht einfach für dich ist."

Im Kindergartenalter ist es hilfreich, wenn Sie als Erzieher die Kinder einfach mehr im Blick haben: Zieht das Kind sich öfter als gewöhnlich zurück, ist häufiger im snoosel-Raum oder weicht Ihnen nicht mehr von der Seite? Insbesondere Jungs, von Ausnahmen natürlich abgesehen, werden aggressiver, wenn sie verunsichert sind. Manchmal machen sie Spielsachen kaputt oder schlagen oder beißen andere Kinder, zu denen sie vorher ein gutes, ungestörtes Verhältnis hatten. Ist man draußen mit anderen Kindergruppen, kann man Kollegen bitten, auch ein Auge auf das betreffende Kind zu haben und zu fragen, ob ihnen etwas aufgefallen ist, bzw. wie sie das Verhalten des Kindes bewerten. Wichtig ist, sich eng mit den Eltern zu vernetzen und etwaige Veränderungen zu besprechen.

Schön ist es, wenn sie den Eltern mit Öffnungszeiten etc. entgegenkommen. Manchmal hilft es Eltern enorm, wenn sie die Sicherheit haben, dass es kein Problem darstellt, ihr Kind 30 Minuten später als verabredet abholen zu können. Die Kinder sollten wissen, dass Sie als Erzieher darüber informiert sind, dass Mutter oder Vater erkrankt ist.

Schulkinder sollten ebenfalls darüber Bescheid wissen, welche Lehrer über die Situation informiert sind. Als Lehrer können Sie das Kind beiseite nehmen und kurz ansprechen. Sie sollten dem Kind mitteilen, dass es ja weiß, dass sie informiert worden sind und ihm anbieten, dass es Sie jederzeit ansprechen kann. Druck sollte, wie oben erwähnt, zu keiner Zeit aufgebaut werden. Auch auf mitleidige Blicke oder ein mitleidiges Gesprächsverhalten sollte man verzichten. Auch ist es für die Kinder schwierig, wenn sie nach dem Befinden des erkrankten Elternteils gefragt werden. Je nachdem, wie eng Ihr Verhältnis zu dem betroffenen Kind ist, kann eine solche Frage aber auch genau richtig sein. An der Reaktion des Kindes können Sie in der Regel ganz gut erkennen, ob Sie die passende Umgangsweise gefunden haben.

Insbesondere ältere Jugendliche signalisieren öfter, dass sie nicht angesprochen werden möchten. Das ist natürlich zu respektieren. Vorübergehende Leistungseinbrüche sollten Sie nicht dramatisieren oder öffentlich vor der Klasse tadeln. Ich erwähne dies hier nur, weil mir Jugendliche öfter von solchen Situationen berichtet haben. Wenn ein Leistungseinbruch oder aber das Gegenteil, nämlich deutliche Leistungsverbesserungen anhalten, sollten Sie ein Gespräch mit dem Kind und auch mit den Eltern suchen. Dann braucht das Kind Hilfe. Gerade Leistungsverbesserungen werden oft fehlinterpretiert. Eltern werten dies beispielsweise als positives Zeichen, nämlich das ihr Kind die Situation sehr gut verkraftet. Häufig steckt jedoch hinter der Leistungsverbesserung der Wunsch, Mutter oder Vater glücklich zu machen und das bedeutet oft übersetzt, sie gesund zu machen. Siehe hierzu auch die Beispiele in den verschiedenen Altersstufen. Bei allen Verhaltensweisen, die vorher nicht zu beobachten waren und sich auf die Dauer verschärfen, sollte das Gespräch gesucht und nach Lösungsmöglichkeiten geschaut werden. Vertrauenslehrer und Schulpsychologischer Dienst sind evtl. mit ins Boot zu holen, sofern das Kind zustimmt.

Weitere, oft enge Bezugspersonen des Kindes sind oft Sport, Musik oder Kunstlehrer, bzw. Trainer. Wenn sie zu dieser Personengruppe gehören, müssen Sie wissen, dass Kinder gerade zu ihnen, vorausgesetzt natürlich, dass Sie ein gutes Verhältnis zu dem Kind haben, großes Vertrauen haben. Prinzipiell gelten auch für Sie die zuvor ausgeführten Empfehlungen. Ein guter und vertrauensvoller Austausch mit den Eltern des Kindes beruhigt die Eltern und stützt die Kinder in der Regel. Vertraut das Kind Ihnen etwas an, was die Eltern nicht wissen sollen, gilt es, dies zu respektieren. Eine Ausnahme besteht darin, wenn das Kind Ihnen Dinge mitteilt, die für das Kind prinzipiell schädlich sind oder werden könnten. Dann sollten Sie das Kind motivieren, offen mit den Eltern zu sprechen und ihm mitteilen, warum dies wichtig ist. Hierzu ein Beispiel:

Herr L. ist der Fußballtrainer des 13-jährigen Carlo. Carlo hat ein sehr gutes Verhältnis zu seinem Trainer. Er ist wie ein großer Bruder für ihn, den sich Carlo immer gewünscht hatte. Nachdem Carlo mit seinen Leistungen beim Spiel ziemlich abgefallen war, nahm Herr L. ihn zu Seite und fragte ihn, was denn los sei. Nach einigem Zögern kam heraus, dass Carlo sich bis in die Morgenstunden im Internet auf problematischen Seiten aufhielt. Er bekam praktisch keinen Schlaf mehr und die Themen, auf die er im Internet stieß, machten die Sache nicht besser. Von selbst, so gab Carlo zu, kam er aus seinem Verhalten nicht mehr heraus. Er war glücklicherweise zu motivieren, sich seinen Eltern zu öffnen. Diese fielen aus allen Wolken, da ihnen überhaupt nicht aufgefallen war, dass Carlo ständig müde und unkonzentriert war.

Insgesamt hilft, auch wenn ein Verhalten gezeigt wird, was etwas problematisch erscheint, Geduld. Oft normalisiert sich alles innerhalb von ein paar Wochen. Die Familien brauchen insgesamt Zeit, die Erfahrung der Krebserkrankung in die Familie zu integrieren. Falls Sie selbst das Gefühl haben, zu sehr betroffen, evtl. mit der Familiensituation identifiziert zu sein, ist es ratsam, sich selbst eine Beratung zu gönnen.

Serviceteil – Literatur und Adressen

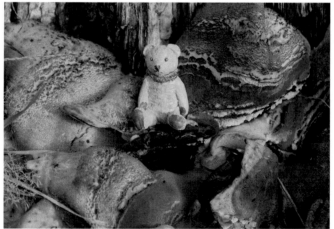

© Angela Horwitz 2021, mit freundlicher Genehmigung

Mittlerweile gibt es eine große Vielzahl an Literatur und nützlichen Adressen. Erkundigen Sie sich, falls Sie ein konkretes Angebot suchen, am Besten in der nächst-

© Der/die Herausgeber bzw. der/die Autor(en), exklusiv lizenziert durch Springer-Verlag GmbH, DE, ein Teil von Springer Nature 2022
B. Senf, *Wie sage ich meinem Kind, dass ich Krebs habe?*
https://doi.org/10.1007/978-3-662-64607-6

gelegenen Krebsberatungsstelle. Krebsberatungsstellen gibt es in jedem Bundesland. Auch die psychoonkologischen Abteilungen von Krankenhäusern sind in der Regel gut vernetzt.

Hilfreiche Internetadressen und Literatur für Erwachsene, Kinder und Jugendliche

www.krebsinformationsdienst.de
www.krebsgesellschaft-rlp.de
www.krebshilfe.de
www.dapo-ev.de
www.hilfe-fuer-kinder-krebskranker-eltern.de
www.kinder-krebskranker-eltern.de
www.allesistanders.de
www.uniklinik-freiburg.de/cccf/patienten/tigerherz.html
www.mama-papa-hat-krebs.de
www.phoenikks.de

Literatur für Erwachsene und Kinder

Alder, J., & Loschnigg-Barman, A. C. (2011). *Manchmal ist Mama müde- Ein Kinderbuch zum Thema Brustkrebs.* Schweizerischer Ärzteverlag.

© Der/die Herausgeber bzw. der/die Autor(en), exklusiv lizenziert durch Springer-Verlag GmbH, DE, ein Teil von Springer Nature 2022
B. Senf, *Wie sage ich meinem Kind, dass ich Krebs habe?*
https://doi.org/10.1007/978-3-662-64607-6

Brütting S., & Heinemann, C. et. al (2020). Leos Papa hat Krebs. (kids in Balance).

Broeckmann, S. (2009). *Plötzlich ist alles ganz anders. Wenn Eltern an Krebs erkranken.* Klett Cotta.

Büntge, A. (2020). *Tausche Gummibärchen gegen Drachenmedizin. Eine Geschichte über Krebs und Chemotherapie mit Erklärteil für große und kleine Leute.*

Davids, B. (2013). *Eines Morgens war alles ganz anders.* Lambertus.

Ennulat, G. (1998). *Kinder in ihrer Trauer begleiten. Ein Leitfaden für Erzieher.* Herder.

Heinemann, C., & Reinert, E. (2011). *Kinder krebskranker Eltern. Prävention und Therapie für Kinder, Eltern und die gesamte Familie.* Kohlhammer Verlag.

Hennuy, M., & Buyse, S. (2015). *Wann kommst du wieder, Mama?* Brunnen.

Herlofsen, S. R., & Geisler, D. (2021). *Wie ist das mit dem Krebs?* Gabriel Verlag.

Hoffmann, L. (2001). *Das kleine Buch der Gefühle.* Schulz-Kirchner Verlag GmbH.

Keyserlingk, L. (1999). *Da war es auf einmal so still – Vom Tod und Abschiednehmen.* Herder Freiburg.

Krejsa, S. (2004). *Mama hat Krebs. Mit Kindern die Krankheit begreifen.* Elops e. V.

Leist, M. (1982). *Kinder begegnen dem Tod – Ein beratendes Sachbuch für Eltern und Erzieher.* Gütersloher Verlagshaus.

Marschall, S., & Kurzbach, S. (2019). *Lotte und die Chemo-Männchen.* Patmos Verlag.

Petermann-Meyer, A., Panse, J., & Brümmendorf, T. (2021). *Leben mit Krebs: Praktischer Ratgeber für Betroffene.* Springer.

Romer, G., & Bergelt, C. (2014). *Kinder krebskranker Eltern.* Hogrefe.

Röseberg, F., & Müller, M. (2014). *Handbuch Kindertrauer.* Vandenhoeck & Ruprecht.

Senf, B. (2014). Wahrheit braucht Mut. Mit Kindern über Krebs sprechen. www.bianca-Senf.de in deutscher, englischer und türkischer Sprache.

Spieker, A. (2022). *Mut im Hut*. Kilian Andersen Verlag.

Tari, S., Mück, C., Blumenschein, R., & Bürgin, G. (2018). *Der Kobold in Papas Kopf: Ein Kinderbuch zum Thema Hirntumore*. Atp Verlag.

Thompson, E., & Meyer, C. (2021). *Dürfen wir noch kuscheln? Ein Kinderfachbuch zum Thema Brustkrebs*. Mabuse.

Trabert, G. (2012). *Als der Mond vor die Sonne trat. Ein Bilder und Lesebuch für Kinder ab 8 Jahren*. Trabert Verlag.

Tulodetzki, E. (2011). *Das ist Krebs*. Atp Verlag.

Walter, S. (2020). *Hilfe meine Mama hat Krebs*. BoD – Books on Demand.

Wiemann, I., & Prange, U. (2011). *Wieviel Wahrheit braucht mein Kind? Von kleinen Lügen, großen Lasten und dem Mut zur Aufrichtigkeit in der Familie*. Rororo.

Wilfing, S., & Hummel, C. (2008). *Aufgeben tut man einen Brief*. Edition Tandem.

Zoche, H.-J. (2001). *Papa, was ist der Tod? Ein Kind fragt nach dem Leben*. Pattloch.

Printed in the United States
by Baker & Taylor Publisher Services